主编

周建党（主任医师）

凌 云（中医讲师）

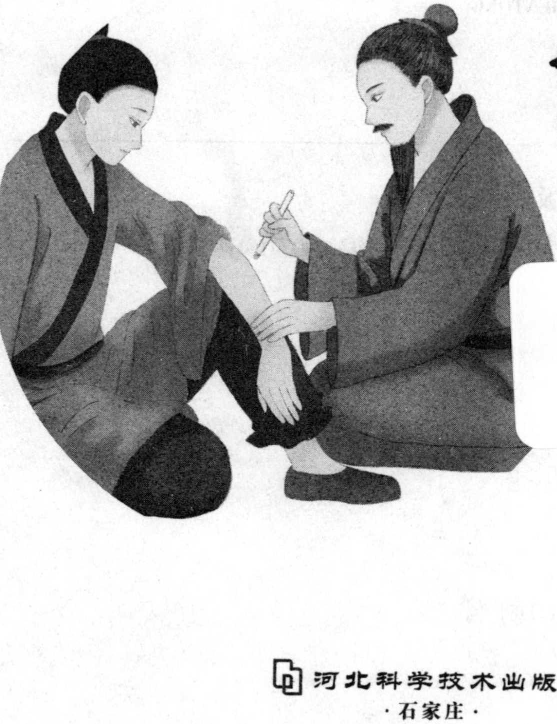

简易艾灸

养生治病 一本通

U0309766

河北科学技术出版社

·石家庄·

图书在版编目（CIP）数据

简易艾灸养生治病一本通 / 周建党，凌云主编. — 石家庄：河北科学技术出版社，2012.4（2021.6重印）

ISBN 978-7-5375-5150-2

Ⅰ. ①简… Ⅱ. ①周… ②凌… Ⅲ. ①艾灸 Ⅳ. ①R245.81

中国版本图书馆CIP数据核字（2012）第030132号

简易艾灸养生治病一本通
JIANYI AIJIU YANGSHENG ZHIBING YIBENTONG

周建党　凌　云　主编

出版发行：河北科学技术出版社

地　　址：石家庄市友谊北大街330号（邮编：050061）

印　　刷：三河市金泰源印务有限公司

经　　销：新华书店

开　　本：170×240　1/16

印　　张：19

字　　数：230千字

版　　次：2012年6月第1版

印　　次：2021年6月第2次印刷

定　　价：89.00元

前　言

生活中，就人们的饮食来看，吃得越来越好，怎么还会营养不良，缺这缺那？就游玩来看，想去哪儿去哪儿，足不出户还有很多游戏可以玩，情绪尽情释放，怎么还会急躁、易怒？工作环境不错，不背不挑，怎么年纪轻轻还总是腰酸背疼？是现在的人太娇气，还是……

自己搞不明白的困惑一大堆，条件好了为什么这病那病的让人烦？原因很简单，一方面由于不良的生活习惯，另一方面人们赖以生存的自然环境遭受着严重污染。生活在这样的环境下，人们往往容易出现焦虑不安、急躁易怒、抑郁消沉、失眠少寐、周身乏力等症状；滋生如阳痿、早泄、遗精、前列腺炎、前列腺增生、月经不调、性冷淡、痛经等病患。

那么，亚健康该如何修复，如何医治呢？随着现代医学的不断进步，人们更加提倡绿色健康的保健方法，艾灸以其自然无创伤、疗效明显且无毒副作用的特点，在众多医疗方法中脱颖而出，成为现代人养生保健的明智选择。为了让更多的人了解认识艾灸，我们特组织有关专家编写了这本《简易艾灸养生治病一本通》。

本书从日常养生的角度出发，不仅对艾灸的基本知识做了系统的介绍，而且对常用的艾灸穴位、艾灸体位、灸后调养及灸术中的注意事项等都做了详细说明。在此基础上，又把常见病按内科、外科、妇科、男科、儿科等进行了详细的分类，以便读者对症查找使用。本书适合家庭阅读收藏，能够为读者提供最方便、最全面的艾灸知识。

编　者

目 录 ....

第二章 精准取穴，灸治速查 / 030

第五章　灸安"一家三口" / 164

第六章　灸调"里子"有面子 / 214

第七章　灸调，修复亚健康 / 250

简易艾灸

养生治病一本通

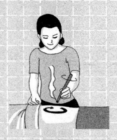

JIANYI AIJIU YANGSHENG
ZHIBING YIBENTONG

第一章
一看就懂，艾灸养生

　　近年来，回归自然的热潮越来越高，中医疗法也越来越受到人们的推崇，艾灸疗法就是其中的一种。艾灸疗法简称灸法，是运用艾绒或其他药物在体表的穴位上烧灼、温熨，借灸火的热力以及药物的作用，通过经络的传导，以起到温通气血、扶正祛邪，达到防治疾病的一种方法。此方法安全可靠，适用范围广，疗效奇特，无毒副作用，而且不受外部条件制约，随时随地可以实施。

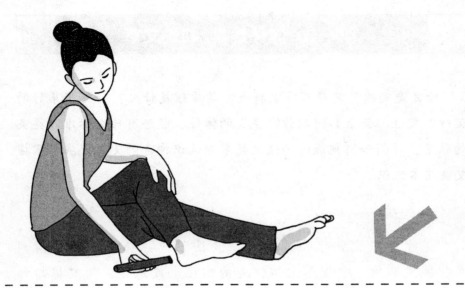

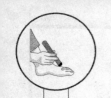

第一节 健体趁早，初识艾草

　　什么是艾疗？艾疗有什么特点？其原理是什么？如何采集好的艾叶？艾炷、艾条如何制作？施灸的体位、顺序有什么标准？施灸的强度、时间如何把握……这里就帮你认识神奇的艾灸疗法，掌握艾灸基本常识。

◎ 什么是艾疗

　　艾疗，即艾灸疗法，也称"灸法"或"灸疗"，是指利用艾绒或药物，放置于人体体表的穴位上或患处，借其烧灼和熏熨时的温热性或药物的作用，通过经络的传导来扶正祛邪、温通经络、调畅脏腑气血，达到防病治病和保健目的的一种中医学外治疗法。又因施灸的材料不同，故又有艾灸疗法与非艾灸疗法之分，临床尤以艾绒为材料者居多，故统称为艾灸疗法。

　　艾疗是中医学的重要组成部分，也是民间传统疗法之精华。"灸"字，《说文解字》作"灼"字解释，是灼体疗法的意思，是火力在医疗上的直接医疗作用。灸法和针法一样，也是以脏腑、经络学说为指导，故常统称为针灸疗法。《医学入门》云："凡病药之及，针之不到，必须灸之。"说明灸法可补药疗

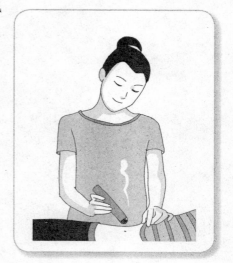

和针疗之不足，是一种常用的外治方法，深受群众欢迎，故而能够长期、广泛地流传和应用。

◉ 艾疗的特点

艾疗是一种神奇的疗法，它有很多不同凡响之处，也有自己的独特性能，具体来说有以下几个特点：

1. 治疗范围广泛

"灸疗治百病"，这说明艾灸的治疗范围非常广泛。据统计，艾灸可以治疗四百多种疾病，而且疗效显著。其治疗范围可涉及内科、外科、妇科、儿科、五官科、皮肤科等，特别是一些常见病、多发病和一些疑难杂症，用艾灸往往可以取得令人难以置信的效果。另外，艾疗对于一些损美性、免疫性、功能性等疾患也能取得特殊的治疗效果。如常见的黑眼圈，目前西医尚未找到有效的治疗方法，而艾灸的方法则见效甚快。又如痛风，通过艾灸能很快消除红肿疼痛。

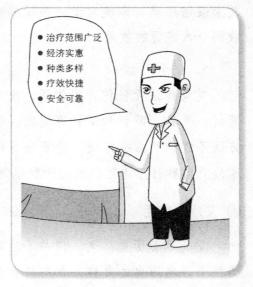

- 治疗范围广泛
- 经济实惠
- 种类多样
- 疗效快捷
- 安全可靠

2. 经济实惠

本疗法所用的材料是艾叶，可自己采集、加工制成艾炷和艾条，点燃即可治病。艾叶遍布城乡，采集方便，故不用花钱也能治病，即使配合隔垫物灸，也多为厨房作料之品或一般常见的中草药，取材甚便，花钱也少，能大大减轻患者的经济负担。因此，在缺医少药的地区，特别是边远农村山区更适用此疗法。

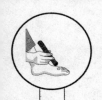
3．种类多样

艾疗种类的多样性，使运用时更显灵活或便于筛选，以求最佳的效果。其多样性有灸材的多样性，也有操作方法的多样性，尤其是多种药物与不同穴位结合运用，更丰富其内涵。具体种类将在后文做进一步详细讲解。

4．疗效快捷

艾疗操作简便且疗效快捷，特别是对一些虚寒证，见效更快。如冬天常见的冻疮，通过艾灸中脘穴（位于人体上腹部，前正中线上），往往可以快速缓解症状。又如女性常见的痛经，也可以通过艾灸缓解疼痛。即使对于一些疑难杂症，只需耐心坚持灸治，也会收到令人惊讶的效果。

5．安全可靠

艾灸疗法无任何毒副作用，比针刺疗法更加安全，它不会出现滞针、弯针、断针和晕针等现象。即使是初学者，也仅可能因操作方法不规范而影响疗效，绝不会有任何不安全的事故发生，所以在家庭互疗和自疗中可以放心大胆地使用。

◎ 艾疗的功能

艾灸尽管历史悠久，但并不过时。应当说，大浪淘沙，能经受得住千百年历史的考验，自有其青春长存的魅力。那么，艾灸到底有哪些保健养生功能呢？

1．通络行气

经络通，气机的升降运行就会后劲十足。心脏的跳动是气血运行的一个重要保障，但有时这种跳动是"强弩之末，矢不能穿鲁缟"。所以，有时候必须依靠外力的帮助。心脏工作了几十年的老年人更是如此。如果再有风、寒、暑、湿、燥、火等外因的侵袭或跌打损伤，那么，人体局部气血凝滞、经络受阻就成为必然，身体就会出现肿胀、疼痛等症状及一系列功能障碍。此时，艾灸相关穴位就是刺激经络上的"大药"，可以起到调和气血、疏通经络、平衡机体功能的作用。

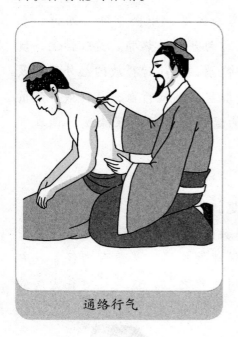

通络行气

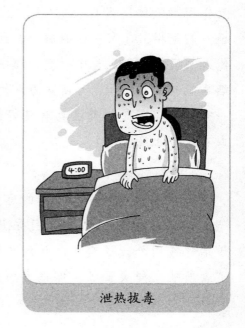

泄热拔毒

2. 泄热拔毒

寒则温之，但我们更应该辩证地看待艾灸。事实上，在古代文献中就有"热可用灸"的记载，如《黄帝内经》就有用艾灸治疗痈疽，历代医籍也将艾灸作为此病的一个重要治法。唐代《千金要方》进一步指出艾灸对脏腑实热有宣泄的作用，并多处对热毒蕴结所致的痈疽及阴虚内热的消渴症的火疗做了论述。由此看来，艾灸还能以热引热，将热导引出来。艾灸既能散寒又能清热，对机体失衡起双向调节作用。

3. 散寒温经

《素问·阴阳应象大论》有"察色按脉，先别阴阳"，水代表寒，火代表热，阴阳的基本病理特征就是寒热。按五行分则分为温、热、平、凉、寒。寒热是对致病因素影响人体，病因与人体相互作用后人体所表现出的功能状态的概括，中医学称为寒证、热证。若是指引起寒热证的病因，则称为寒邪、热邪。艾叶性温，既能入阴又能入阳，补中有通，通中能消，灸疗时释放的红外微波及烟熏能够气血双调，可使热力深达肌层，温气行血，是药效广泛的一味中药。因此，灸法具有良好的温通经络、散寒除湿、调理气血、宣痹止痛之功。

4. 健体防病

《黄帝内经》一个根本的思想就是"治未病"，时至今日，"防病于未然"仍然是我们捍卫健康的一个重要思想。艾灸除了治疗作用外，还有预防疾病和保健的作用。《黄帝内经》就有"犬所啮之处灸三壮，即以犬伤病法灸之"，这是针对狂犬病的

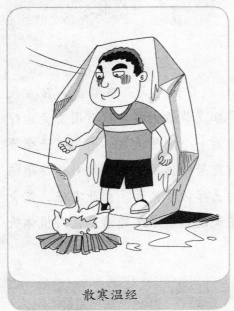

散寒温经

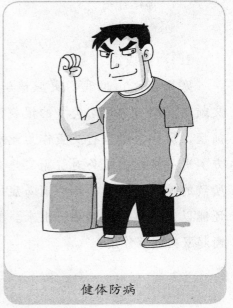

健体防病

预防来说的。

《针灸大成》提到，灸（足）三里、绝骨四处各二壮，可以预防中风。命门为人体真火之所在，为人之根本；关元、气海为藏精蓄血之所，艾灸上穴可使阳气足，精血充，从而增强身体抵抗力，病则难犯，达到预防保健之功。《扁鹊心书》中也说人要在没有病的时候常常灸一下命门穴、关元穴、气海穴等，虽然不能长生不老，但至少可以保其长寿。民间对于温灸的看法，也有"若要身体安，三里常不干"，"三里灸不绝，一切灾病息"等赞誉。

艾灸是我国古代民间和宫廷都盛行的养生方法，在日本、韩国也很流行。现代人多用"针"而忽略了"灸"，其实"针所不为，灸之所宜"，"药之不及，针之不到，必须灸之"，即是对艾灸作用的肯定。

◎ 艾疗的材料

艾疗的材料以艾草为主。此外，针对不同的情况，为了达到更好的效果，还可用灯心草、硫磺、黄蜡、桑枝、桃枝、白芥子、蓖麻子、斑蝥等材料配合使用。下面主要介绍一下艾草。

艾草

艾灸最主要的材料就是艾草。艾草，有"药草中的钻石"之称，为多年生草本植物，嫩叶可食，老叶制成绒，供针灸使用。因为中医学多用艾灸来治病，所以又有"医草"之称。相传艾草可趋吉避邪（旧俗在端午节用艾草结成草人，将这些"艾人"

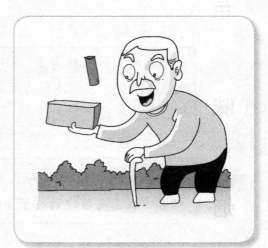

悬挂于门上以避邪除毒）。艾草叶子背面有白色的绒毛，为艾灸的材料。艾草在生活中有食用、饮用、浸泡、清洁等广泛用途，因此还有"神仙草"的美誉。

中医学认为，艾草苦燥辛散、气味芳香，能理气血、逐寒湿、温经脉、止冷痛，为妇科要药。还可用于治脘腹冷痛、经寒不调、宫冷不孕等症，如艾附暖宫丸、胶艾汤，可治虚寒性月经过多、崩漏带下、妊娠胎漏等。艾草煎汤可外洗治疗湿疮疥癣，祛湿止痒，炒炭还可止血。另外，将艾草制成艾条、艾炷，外灸能散寒止痛、温煦气血。

艾草的功效如此之多，如何才能选择最适于制成艾灸用的艾草呢？好的艾草还要从它的原料艾绒和艾条选起。

（1）选择艾绒的要点：

绒 选择绒体以柔软细腻为好，如果里面有较多枝梗或其他杂质就不好了。另外，可以从艾绒中取出一小撮，用拇指、食指和中指捏一捏，能成形为好。

色 最好选择土黄或金黄色艾绒。

味 好的艾绒气味芳香，不刺鼻，如果闻起来有青草味就是当年艾，当年艾效力没有陈艾好，自古就有"七年之病，求三年之艾"之说。

烟 好的艾烟淡白、不浓烈。如果将点燃的一头朝下，烟雾中往上有缭绕的样子。

（2）选择艾条的要点：

形 　　艾条整体比较结实为好。如果艾条松软，可能是工艺不过关、艾叶质量不好。

火 　　好艾条火力柔和不刚烈，弹掉艾灰，看上去是红透的样子。用手掌离2厘米左右试火力，应该感受到热气熏烤，而不是火苗烧灼的感觉。这样的艾条渗透力大、灸感强、疗效好。

◎ 艾炷的制作

　　一般艾炷可分为大、中、小三种类型。大者如蚕豆大小，中者如黄豆大小，小者为麦粒大小，皆为上尖下大的圆锥体，便于平放和点燃。常用者为中号艾炷，亦称标准艾炷。现代中医学为了便于科研和临床能准确掌握艾炷剂量的大小，规定了标准艾炷。标准艾炷直径为0.8厘米，高为1.0厘米，重量约为0.1克，可燃烧3~5分钟。大小艾炷的应用可因施灸对象和施灸部位而异，对老弱者及小孩儿施灸可用麦粒大的小艾炷，外科施灸可用大艾炷。

　　艾炷的制作方法如下。

　　方法一　用纯净的艾绒取出适量放在平板上，用拇指、食指、中指边捏边旋转，把艾绒捏成规格大小不

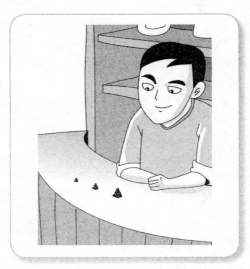

同的圆锥形艾炷，捏得越紧越好。

方法二　将一小撮艾绒放在左手掌内，右手拇指在左手掌内反复搓捻几次，最后拇指向前搓捻使艾绒成椭圆形小体，左手托起，右手将其顶端捏尖，底部按平，使之成为圆锥状艾炷。

方法三　有条件的可用艾炷器制作。具体方法，将艾炷器中铸成锥形空洞，洞下留一小孔，将艾绒放入艾炷器的空洞中，另用金属制成下端适于压入洞孔的圆棒，直插孔内紧压，即成圆锥形小体，倒出即成艾炷。用艾炷器制作的艾炷，艾绒紧密，大小一致，更便于应用。

第二节　施灸得法，不懂别怕

灸法治疗疾病已有悠久的历史。先是单纯的艾灸，后来衍化为多种灸法，大体上可分为温和灸、雀啄灸、回旋灸、瘢痕灸、无瘢痕灸、隔姜灸以及其他灸法。掌握这些灸法的具体操作及适用范围，可以在具体的实践过程中"大显身手"，以维护自己和他人的身心健康。

◉ 施灸的体位

艾灸时的体位与治疗效果密切相关。在艾灸时，应根据艾灸部位选择适宜的体位。其原则是：一能充分暴露治疗部位，二要使患者舒适，三要方便术者操作。艾灸时常用的体位主要有以下几种。

1. 仰卧位

患者自然平躺于床上，双上肢或平放于体侧，或屈曲搭于腹侧，下肢自然分开，膝下可垫以软枕，暴露出要灸的部位。此体位适用于头面、胸腹、上肢内（外）侧，下肢前面、下肢内（外）侧部位的艾灸治疗。

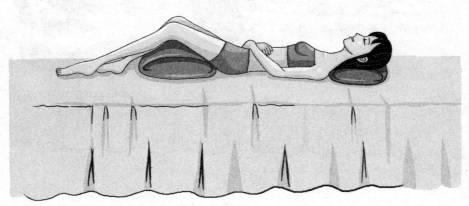

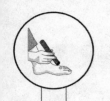

2. 侧卧位

患者自然侧卧于床，双下肢屈曲，前臂下可垫以软枕，充分暴露用灸的部位。此体位适用于枕部、后颈、肩部、背部、腰部、臀部、下肢后侧和足底部位的艾灸治疗。

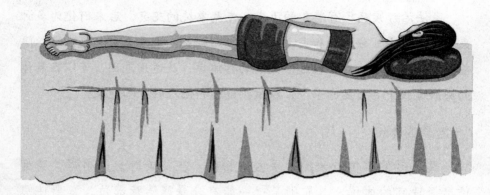

3. 俯卧位

患者自然俯卧床上，胸前颏下可垫以软枕（也可不垫），踝关节下也可垫以软枕，充分暴露用灸的部位。此体位适用于头面两侧部位的艾灸治疗。

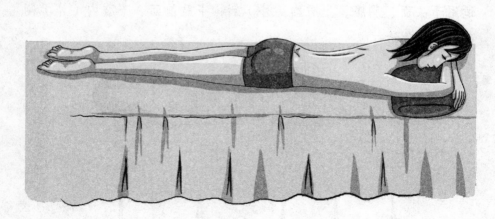

4. 仰靠坐位

患者坐于软垫椅上，或在后颈垫一软垫，头仰靠，充分暴露用灸部位。此体位适用于额面、前颈、上胸、肩臂、腿膝、足踝等部位的艾灸治疗。

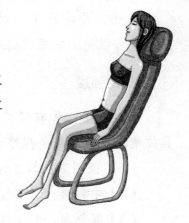

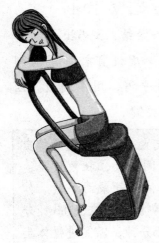

5. 俯伏坐位

患者可以伏在软垫上或以双手托立前额，暴露用灸部位。此体位适用于头项部、后颈区的穴位，有时用于前臂穴位的艾灸治疗。

◉ 施灸的顺序

人体是一个有机的整体，各个脏器之间互有联系，某一器官发生疾病，往往会影响其他器官的正常功能。所以在施灸时，应注意顺序，以便使身体各器官保持最佳的协调状态。

施灸的顺序临床上一般是：先阳后阴，先灸背部再灸胸腹；先上后下，先灸头胸再灸四肢；先少后多，先小后大，即先灸艾炷小者再灸大者，壮数递增。

按这种顺序进行，取其从阳引阴而无亢盛之弊。若不按这种顺序施灸，先灸下部，后灸头部，患者可能会出现口干咽燥、头面烘热等不适感。

当然，临床施灸应结合患者实际病情而灵活应用。如脱肛施灸，就可以先灸长强穴以收肠，再灸百会穴以举陷。

◎ 施灸的强度

病有轻重，体有强柔，人有大小，故灸刺激之强度，应视患者具体情况而定，施灸强度大致分为强、中、弱三种。

（1）强刺激：其艾炷为大炷，捻成硬丸，12~15壮。

（2）中刺激：其艾炷为中炷，捻成中等硬丸，7~10壮。

（3）弱刺激：其艾炷为小炷，宜松软而不紧结，3~5壮。

施灸时，采取何种施灸手法需辨证而定。虚证宜补，用弱刺激；实证宜泻，用强刺激；虚实夹杂证宜平补平泻，用中刺激。因此，施灸手法很重要，是达到治病宜补宜泻之关键。

艾灸施补	于点燃艾炷后，不吹其艾火，待其慢慢燃尽自灭，火力缓和而温和，且时间较长，壮数较多，灸毕要用手按其施灸部位，使灸气聚而不散。如用艾条灸，可取用雀啄灸弱刺激，每穴灸0.5~2分钟，或温和灸，或回旋灸3~5分钟，以促进机体生理功能，解除过度抑制，引起正常兴奋。
艾灸施泻	于点燃艾炷后，连吹旺火，促其快燃，火力较猛，快燃快灭。当患者感觉灼烫时，即迅速更换艾炷再灸，灸治时间较短，壮数较少。灸毕不按其穴，使其穴邪气易散。若用艾条灸，可选用温和灸或回旋灸，每穴每次灸10分钟以上的强刺激，以达镇静的作用，促进正常抑制。

◎ 施灸的时间

一般施灸没有固定的时间，任何时间都可以，早上、晚上、饭前、饭后都行，只是饭前不要太饿，饭后不要太饱，进餐后30~60

分钟即可。

如果是按疗程艾灸，前三次最好每天连续灸，每个穴位15~20分钟，以后可以隔天一灸，10天为1个疗程。小孩子和老人艾灸的时间要短些。艾灸用做保健养生可以灵活掌握，根据自己的实际情况和舒适度选择艾灸的时间。一般以局部皮肤红晕为度，用艾灸条灸的时间可以短些，用比较温和的艾灸器或艾灸罐灸的时间可以稍长。

另外，艾灸讲究节气灸，因为在节气时候是人身体内阴阳交替的时间，使用艾灸会起到事半功倍的效果。中医养生讲冬病夏治，意思就是冬天得的病要追溯到夏天，冬天落下的病要从夏天开始调理。伏天人体气血旺盛，腠理开泄，此时贴敷，药力更易直达脏腑，可达到激发正气的目的。根据"春夏养阳"的原则，由于夏季阳气旺盛，人体阳气也达到高峰，尤其是三伏天，肌肤腠理开泄，在夏季治疗冬病往往可以达到最好的效果。如果在缓解期服药治疗，能够鼓舞正气，增强抗病能力，从而达到防病、治病的目的。

◎ 施灸的壮数

每燃1个艾炷，称为1壮。艾炷以壮计数，是以壮年人为标准的意思。施灸的壮数，可根据疾病的性质、病情的轻重、体质的强弱、年龄的大小以及治疗部位的不同而定。具体来说如下。

1. 病情不同，施灸壮数不同

在施灸时，应结合病情，对沉寒痼冷、元气将脱等症，宜多灸壮数，一般以10~15壮为度；对外感风寒者壮数宜稍少，一般以5~10壮为度。对急性病每天可灸2~3次，对慢性病每3~5天灸1次即可。对于营养不良者，所用艾炷宜小，壮数适中，绝对禁忌大炷。

2. 体质不同，施灸壮数不同

凡青少年、初病体质者，所用艾炷宜大，壮数宜多；老人及久病体弱者，所用艾炷宜小，壮数宜少；小儿与衰弱者，炷如雀粪，以5~10壮为度；成人灸炷如米，以5~10壮为度。灸穴以5穴或7穴为宜，否则灸炷过多，反易发生疲劳。

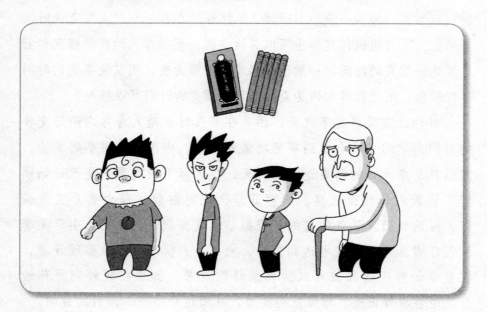

3. 男女有别，施灸壮数不同

一般男子承受力较女子为大，故男子灸炷之壮数可以稍多，女子之壮数宜稍少。

4. 部位不同，施灸壮数不同

在肌肉丰厚的腰背、臀腹、臂等处宜大炷多灸；在肌肉浅薄的头面、颈项、四肢末端宜小炷少灸。

◎ 温和灸法

温和灸是艾条熏灸的一种，就是将已点燃的艾条用右手的拇指、食指、中指三指夹住，对准施灸部位，距皮肤3~5厘米进行熏灸。固定于应灸之处，不要移动，一般每穴灸5分钟左右，使患者局部有温热感而无灼痛感，至皮肤稍呈红润为度。

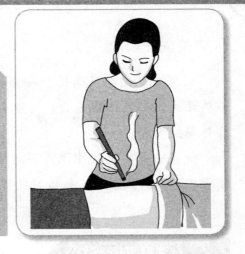

注意事项

施灸时对于昏厥、局部知觉减退者和小儿，术者可将食指、中指两指置于施灸部位两侧，这样可以通过术者手指的感觉来测知患者局部受热程度，便于及时调节施灸距离及时间，防止烫伤。

此灸法具有温通经脉、散寒祛邪的作用，适用于一切虚寒证，如风寒湿痹及相关慢性病。

◎ 雀啄灸法

雀啄灸就是将艾条燃着的一端悬置于施灸部位之上，将其对准穴位，像鸟啄食一样，一上一下活动施灸。一般可灸5~15分钟，以局部皮肤呈红润为度。

此灸法具有温阳起陷和兴奋作用，适用于灸治昏厥、胎位不正、各种儿童疾病、内脏疾病等。

注意事项

施灸时艾火不得接触皮肤，以灸至局部出现温热潮红为度。

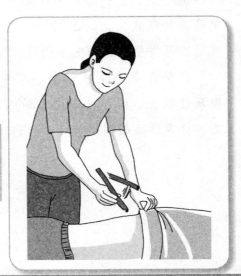

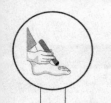

◎ 回旋灸法

　　回旋灸就是将艾条的一端点燃，在距离施灸部位皮肤3厘米左右的距离，往复回旋施灸，一般灸20~30分钟。灸至局部皮肤出现温热潮红为度。

　　此灸法具有消散作用，还对经络气血的运行起到促进作用，适用于较严重的风湿痛、软组织损伤、皮肤病等病症。

注意事项

　　施灸时，对于体质强壮者，灸量大些；对于久病、体质虚弱、老人、小儿，灸量宜小些。

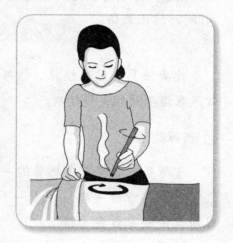

◎ 隔姜灸法

　　隔姜灸，即将鲜姜切成0.2~0.3厘米厚的薄片，用针在中间扎些小孔，放在穴位上，上面再点燃艾炷施灸，当患者感到疼痛不可耐受时，可将姜片稍稍向上提起，稍停片刻后放下再灸。

　　此灸法具有解表散寒、温中止呕的作用，适用于外感表证、虚寒性呕吐、泄泻、腹痛、痛经、阳痿、遗精、胃脘冷痛、风寒湿痹、肾虚腰痛等疾病。

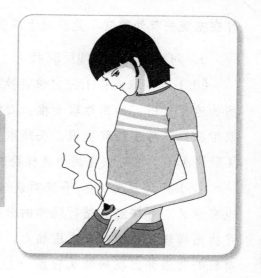

注意事项

施灸时，艾炷不宜太大，如有排列，不宜过近，不要施灸太过，以局部红润为度，以免烫伤。

◎ 灸疗的取穴原则

取穴是根据病情进行治疗时的方案（即处方）。取穴时，有以下几个原则。

1. 局部取穴与循经取穴

（1）局部取穴：又称邻近取穴，是指在疾病的局部和邻近部位取穴，包括阿是穴和病理性反应点。

（2）循经取穴：包括本经、表里经、同名经和特殊穴位（即特定穴）的取穴。

2. 辨证取穴与异向取穴

（1）辨证取穴：是指按循经取穴，并依据每穴的主治范围进行辨证取穴的方法。

（2）异向取穴：是指按上下、左右和交叉取穴的方法。①上病取下，下病取上。如胃脘痛取足三里、内庭；牙痛取合谷；下肢瘫痪取肾俞、关元俞、秩边；手指无力取肩髃、曲池。②左病取右，右病取左，通常称为健侧取穴法。③交叉取穴，如右踝关节扭伤，

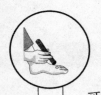

可在左腕关节处取穴。此法对于四肢疼痛性疾病尤为适用。

3. 对症取穴与病理反应点

（1）对症取穴：①按穴位特性取穴。采用的是穴位对全身性疾病的治疗作用，如高热取大椎，心悸选内关，落枕取悬钟，带下症取带脉，乳房疾病取乳根，头痛取太阳，牙痛取颊车，腹痛取神阙（肚脐）等。②可根据病情选择特殊治疗作用的穴位（特定穴）。

（2）病理反应点：不仅对疾病的治疗有意义，对疾病的诊断也有意义。可按经脉循行规律的分布区域在疾病相对应的体表部位寻找出病理反应性疹点或压痛点，即病理反应点。脏腑病变多在相对应的背腰部出现病理反应点。①肩背区，约第7颈椎以下至第7胸椎棘突下的肩背部区域。多用于治疗心、肺病及有关组织、器官的疾病，胸背部病症，头面部病症，上肢疼痛、麻木及运动功能障碍等。②腰背区，约第7胸椎棘突下至第1腰椎棘突下的背腰部区域。多用于治疗肝、胆、脾、胃、大肠、小肠及有关组织、器官的病症，上腹部、背腰部病症。③腰骶区，约从第1腰椎棘突下至长强穴的腰骶部区域。多用于治疗肝、肾、膀胱、大肠、小肠及有关组织、器官的病症，并可用于强身壮体。

临床上可以根据以上所述分区及主治范围，结合背腰部检查之阳性所得（如反应性疹点、压痛点等）而选定治疗部位。一般按先上后下，先中间后两侧，先左后右的顺序，仔细观察背腰部皮肤有无光泽改变，皮肤潮红与否，有无皮损、脱屑、瘀点、凸起与凹陷等，再按中线（督脉）→脊旁0.5寸（夹脊穴）→脊旁1.5寸（俞穴）→脊旁3寸→脊旁4寸顺序切诊。切诊时，双手同时对称地检查左右两侧，用触摸、触压等方法，以发现有无压痛、结节，感知肌肉紧张度、皮肤温度和湿度的改变，以及有无酸、麻、胀等敏感反应。

◎ 灸疗的取穴方法

俞穴（俞，同腧shù，俞穴指人体上的穴位），是点穴的主要施术部位。取准穴位是取得预期效果的重要环节。怎样才能取准穴位呢?下面介绍四种常用取穴方法。

1. 自然标志取穴法

这是取穴最常用、最方便、最准确的方法，是利用人体体表解剖学标志来确定穴位位置的方法，可分为以下两种。

（1）固定标志：是指人体各部骨节、肌肉形成的凸起或凹陷、毛发、五官、指（趾）甲、乳头、脐窝等相对固定的标志，如在两眉之间取印堂穴、肚脐正中取神阙穴、鼻子尖端取素髎穴等。

（2）活动标志：指人体各部的关节、肌肉、肌腱、皮肤随人体活动而出现的空隙、凹陷、皱纹等，如曲池穴位于屈肘时肘横纹桡侧端，后溪穴位于握拳时掌横纹尺侧端，曲泉穴位于屈膝时腘窝横纹内侧端等。

2. 骨度分寸定位法

这是我国古人从长期医疗实践中总结出来的非常科学的取穴方法，最早记载见于《灵枢·骨度》篇。骨度分寸定位法是以人体体表骨节标志测量全身各部的长度和宽度，并依此按比例折算作为取穴的标准。不论男女、老少、高矮、胖瘦，均可按照此标准测量。

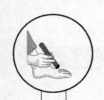

常用骨度分寸示意图表

部位	示意图	位置与作用	折量分寸	度量法
头部	12寸 3寸 3寸	位置：前发际正中→后发际正中 作用：用于确定头部经穴的纵向距离	12寸	直
		位置：眉间（印堂）→前发际正中 作用：用于确定前或后发际及其头部经穴的纵向距离	3寸	直
		位置：第7颈椎棘突下（大椎）→后发际正中 作用：用于确定前或后发际及其头部经穴的纵向距离	3寸	直
	9寸	位置：前额两发角（头维）之间 作用：用于确定头前部经穴的横向距离	9寸	横
	9寸	位置：耳后两乳突（完骨）之间 作用：用于确定头后部经穴的横向距离	9寸	横

部位	示意图	位置与作用	折量分寸	度量法
胸腹部		位置：胸骨上窝（天突）→胸剑联合中点（歧骨） 作用：用于确定胸部任脉穴的纵向距离	9寸	直
		位置：胸剑联合中点（歧骨）→脐中 作用：用于确定上腹部经穴的纵向距离	8寸	直
		位置：脐中→耻骨联合上缘（曲骨） 作用：用于确定下腹部经穴的纵向距离	5寸	直
		位置：两乳头之间 作用：用于确定胸腹部经穴的横向距离	8寸	横
		位置：腋窝顶点→第11肋游离端（章门） 作用：用于确定胁肋部经穴的纵向距离	12寸	直
腰背部		位置：肩胛骨内缘→后正中线 作用：用于确定背腰部经穴的横向距离	3寸	横
		位置：肩峰缘→后正中线 作用：用于确定肩背部经穴的横向距离	8寸	横

部位	示意图	位置与作用	折量分寸	度量法
上肢部		位置：腋前、后纹头→肘横纹（平肘尖） 作用：用于确定臂部经穴的纵向距离	9寸	直
		位置：肘横纹（平肘尖）→腕掌（背）侧横纹 作用：用于确定前臂部经穴的纵向距离	12寸	直
下肢部		位置：耻骨联合上缘→股骨内上髁上缘 作用：用于确定下肢内侧足三阴经穴的纵向距离	18寸	直
		位置：胫骨内侧髁下方→内踝尖 作用：用于确定下肢内侧足三阴经穴的纵向距离	13寸	直
		位置：股骨大转子→腘横纹 作用：用于确定下肢外后侧足三阳经穴的纵向距离（臀沟→横纹，相当14寸）	19寸	直
		位置：腘横纹→外踝尖 作用：用于确定下肢外后侧足三阳经穴的纵向距离	16寸	直

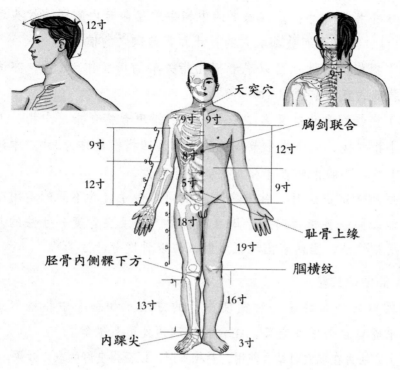

天突穴

胸剑联合

耻骨上缘

腘横纹

胫骨内侧髁下方

内踝尖

3. 指寸定位法

以患者的手指为标准来定取穴位的方法称为"手指同身寸取穴法"，简称指寸定位法。因各人手指的长度和宽度与其他部位有着一定的比例关系，所以患者可用本人的手指来测量定穴，医者可根据患者高矮胖瘦做出伸缩，也可用自己的手指来测定穴位。本法种类很多，各有一定的适用范围。

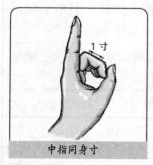

中指同身寸

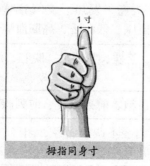

拇指同身寸

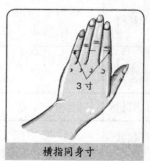

横指同身寸

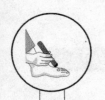
（1）中指同身寸：是以患者的中指中节屈曲时内侧两端纹头之间作为1寸，可用于四肢部取穴的直寸和背部取穴的横寸。

（2）拇指同身寸：是以患者拇指指关节的横度作为1寸，亦适用于四肢部的直寸取穴。

（3）横指同身寸：又名"一夫法"，指患者将食指、中指、无名指和小指并拢，以中指中节横纹处为准，四指横量作为3寸。本法多用于下肢、下腹部的直寸和背部的横寸取穴。

运用指寸定位法时，首先应注意不同的指寸有其不同的运用范围，不能以同一种指寸遍用于周身。其次，必须在骨度分寸法的基础上运用指寸法，当两者出现抵触时，应以骨度分寸法为准。

4. 简便取穴法

简便取穴法是临床一种简便易行的方法。如垂手中指端取风市，两手虎口自然平直交叉，在食指端到达处取列缺等。

以上方法可在取穴时结合使用，互相参照，以获得良好的取穴效果。

◎ 艾疗适应证

艾灸疗法的适应范围十分广泛，中医学认为它有温阳补气、温经通络、消瘀散结、补中益气的作用，能治疾病甚多，具体可参照下表。

艾疗适应证表

内科	感冒、咳嗽、头痛、发热、支气管哮喘、缺铁性贫血、糖尿病、结肠炎、高血压、低血压、高脂血症、便秘等
外科	颈椎病、痔疮、落枕、肠梗阻、脱肛、血栓闭塞性脉管炎、阑尾炎等
男科	阳痿、早泄、遗精、前列腺炎、前列腺增生、男性不育症等
妇科	女性性冷淡、月经不调、痛经、闭经、带下病、外阴瘙痒、乳腺增生、产后缺乳等

儿科	百日咳、小儿腹泻、小儿便秘、小儿遗尿、小儿惊风、小儿伤食、小儿肺炎等
骨科	风湿性关节炎、类风湿关节炎、肩周炎、慢性腰肌劳损、梨状肌综合征等
五官科	耳鸣、耳聋、过敏性鼻炎、牙痛、近视、远视、鼻出血、红眼病、角膜炎、麦粒肿等
皮肤科	荨麻疹、湿疹、白癜风、皮肤瘙痒症、神经性皮炎、带状疱疹等

◎ 艾疗禁忌证

华佗《中藏经》指出："阴气不盛，阳气不衰，勿灸。不当灸而灸，则使人重伤经络，内蓄炎毒，反害中和，致于不可救……"也就是说，凡属气血亏虚、阴虚火旺之证，不宜施灸，更不宜采用瘢痕灸法，以补气益血、滋阴降火为宜。否则，妄施火灸，则"焦骨伤筋"，伤筋更甚，也就难以康复。

极度疲劳、过饥、过饱、醉酒、大汗淋漓者忌灸；女性经期除了治疗妇科疾病一般不宜施灸；部分疾病如伤寒、赤痢、麻疹、鼠疫、天花、白喉、脑膜炎、猩红热、丹毒、恶性肿瘤、急性阑尾炎、心脏瓣膜炎、急性大叶性肺炎、急性腹膜炎、肺结核末期、严重贫血者也不宜施灸。

第二章

精准取穴，灸治速查

穴位是脏腑、经络之气通于体表、肌肉、筋骨之外之皮部。通过艾灸刺激穴位，即可激发经气而产生热效的双重作用，从而达到温通经络、调和阴阳、调整脏腑、扶正祛邪、调和气血、增强抗病力、维持健康的目的。所以，掌握艾灸常用经穴的位置、主治及灸法，有病可以治病，无病还可以强身健体，是人体的"良药"。

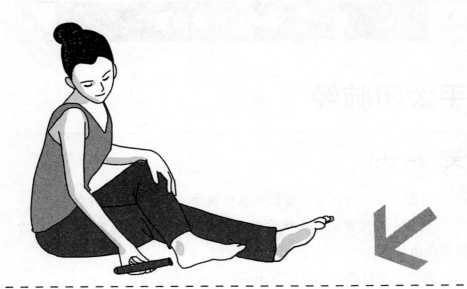

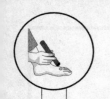

第一节 手六经，灸治要穴

手太阴肺经

- -

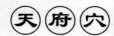

位置 在臂内侧面，肱二头肌桡侧缘，腋前纹头下3寸处。

主治 支气管炎、支气管哮喘、鼻出血、甲状腺肿大、上臂内侧痛等病症。

灸法 艾炷灸3~5壮，艾条灸5~10分钟。

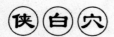

位置 在臂内侧面，肱二头肌桡侧缘，腋前纹头下4寸，或肘横纹上5寸处。

主治 气短、咳嗽、胸痛、上臂内侧痛、胃炎等病症。

灸法 艾炷灸3~5壮，艾条灸5~10分钟。

列缺穴

位置 在前臂桡侧缘，桡骨茎突上方，腕横纹上1.5寸，当肱桡肌与拇长展肌肌腱之间。

主治 偏正头痛、项强、口眼㖞斜、咳嗽、气喘、咽喉肿痛、掌中热、半身不遂、溺血、小便热、阴茎痛等病症。

灸法 艾炷灸5~7壮，艾条灸5~10分钟。

经渠穴

位置　在前臂掌面桡侧，桡骨茎突与桡动脉之间凹陷处，腕横纹上1寸。

主治　咳嗽、气喘、咽喉肿痛、掌中热等病症。

灸法　艾炷灸3～5壮，艾条灸5～10分钟。

太渊穴

位置　在腕掌侧横纹桡侧，桡动脉搏动处。

主治　咳嗽、气喘、咯血、胸痛、咽喉肿痛、腕臂痛、无脉症等病症。

灸法　艾条灸5～10分钟，不宜用艾炷直接灸。

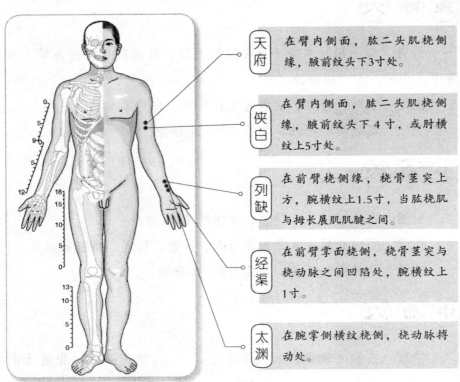

天府　在臂内侧面，肱二头肌桡侧缘，腋前纹头下3寸处。

侠白　在臂内侧面，肱二头肌桡侧缘，腋前纹头下4寸，或肘横纹上5寸处。

列缺　在前臂桡侧缘，桡骨茎突上方，腕横纹上1.5寸，当肱桡肌与拇长展肌肌腱之间。

经渠　在前臂掌面桡侧，桡骨茎突与桡动脉之间凹陷处，腕横纹上1寸。

太渊　在腕掌侧横纹桡侧，桡动脉搏动处。

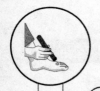

尺泽穴

位置　在肘横纹中，肱二头肌肌腱桡侧凹陷处。

主治　咳嗽、气喘、咯血、潮热、胸部胀满、咽喉肿痛、小儿惊风、吐泻、肘臂挛痛等病症。

灸法　艾炷灸3～5壮，艾条灸5～10分钟。

孔最穴

位置　在前臂掌面桡侧，当尺泽与太渊连线上，腕横纹上7寸处。

主治　咳嗽、气喘、咯血、咽喉肿痛、肘臂挛痛、疟疾等病症。

灸法　艾炷灸5～7壮，艾条灸5～10分钟。

鱼际穴

位置　在手拇指本节（第1掌指关节）后凹陷处，约当第1掌骨中点桡侧，赤白肉际处。

主治　咳嗽、咯血、咽喉肿痛、失声、发热等病症。

灸法　艾炷灸3～5壮，艾条灸5～10分钟。

少商穴

位置　在手拇指末节桡侧，距指甲角0.1寸。

主治　咽喉肿痛、咳嗽、鼻出血、发热、昏迷、癫狂等病症。

灸法　艾炷灸3～5壮，艾条灸5～10分钟。

中府穴

位置　在胸外侧部，云门下1寸，平第1肋间隙处，距前正中线6寸。

主治　咳喘、胸闷、肩背痛、喉痹、腹胀等病症。

灸法　艾炷灸3~5壮，艾条灸5~10分钟。

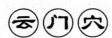

位置　在胸外侧部，肩胛骨喙突上方，锁骨下窝凹陷处，距前正中线6寸。

主治　咳嗽、气喘、胸痛、胸中烦热、肩痛等病症。

灸法　艾炷灸3~5壮，艾条灸5~10分钟。

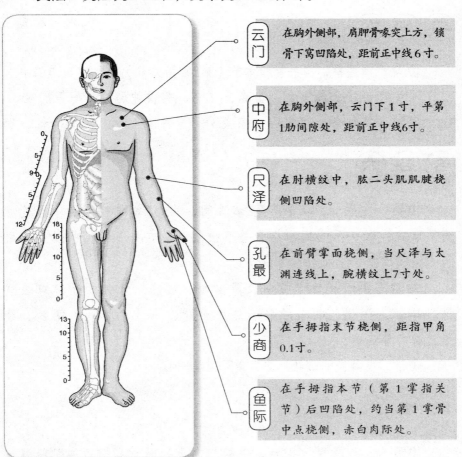

云门　在胸外侧部，肩胛骨喙突上方，锁骨下窝凹陷处，距前正中线6寸。

中府　在胸外侧部，云门下1寸，平第1肋间隙处，距前正中线6寸。

尺泽　在肘横纹中，肱二头肌肌腱桡侧凹陷处。

孔最　在前臂掌面桡侧，当尺泽与太渊连线上，腕横纹上7寸处。

少商　在手拇指末节桡侧，距指甲角0.1寸。

鱼际　在手拇指本节（第1掌指关节）后凹陷处，约当第1掌骨中点桡侧，赤白肉际处。

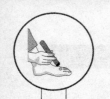

手阳明大肠经

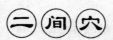

位置 在手食指末节桡侧，距指甲角0.1寸。

主治 耳聋、齿痛、咽喉肿痛、颌肿、青盲、手指麻木、热病、昏迷等病症。

灸法 艾炷灸1～3壮，艾条灸3～5分钟。

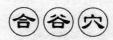

位置 微握拳，当手食指本节（第2掌指关节）前，桡侧凹陷中。

主治 目昏、鼻出血、齿痛、口㖞、咽喉肿痛、热病等病症。

灸法 艾炷灸1～3壮，艾条灸3～5分钟。

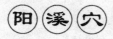

位置 在手背，第1、第2掌骨间，当第2掌骨桡侧的中点处。简便取穴：以一手的拇指指骨关节横纹，放在另一手拇指、食指之间的指蹼缘上，当拇指尖下是穴。

主治 头痛、目赤肿痛、鼻出血、齿痛、牙关紧闭、口眼㖞斜、耳聋、痄腮、咽喉肿痛、热病无汗、多汗、腹痛、便秘、经闭、滞产等病症。

灸法 艾炷灸5～7壮，艾条灸5～10分钟。

阳溪穴

位置 在腕背横纹桡侧，手拇指向上翘时，当拇短伸肌肌腱与拇长伸肌肌腱之间的凹陷中。

主治　头痛、目赤肿痛、耳聋、耳鸣、齿痛、咽喉肿痛、手腕痛等病症。

灸法　艾炷灸3~5壮，艾条灸5~10分钟。

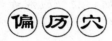

位置　屈肘，在前臂背面桡骨侧，当阳溪与曲池连线上，腕横纹上3寸处。

主治　鼻出血、目赤、耳鸣、耳聋、口眼㖞斜、喉痛、齿痛、肩臂肘腕酸痛等病症。

灸法　艾炷灸3~5壮，艾条灸5~10分钟。

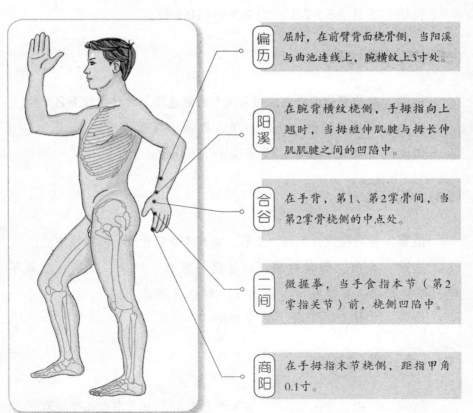

偏历　屈肘，在前臂背面桡骨侧，当阳溪与曲池连线上，腕横纹上3寸处。

阳溪　在腕背横纹桡侧，手拇指向上翘时，当拇短伸肌腱与拇长伸肌肌腱之间的凹陷中。

合谷　在手背，第1、第2掌骨间，当第2掌骨桡侧的中点处。

二间　微握拳，当手食指本节（第2掌指关节）前，桡侧凹陷中。

商阳　在手拇指末节桡侧，距指甲角0.1寸。

温溜穴

位置　屈肘，在前臂背面桡侧，当阳溪与曲池连线上，腕横纹上5寸处。

主治　头痛、面肿、咽喉肿痛、疔疮、肩背疼痛、肠鸣腹痛等病症。

灸法　艾炷灸3～5壮，艾条灸5～10分钟。

上廉穴

位置　在前臂背面桡侧，当阳溪与曲池连线上，肘横纹下3寸处。

主治　咳嗽、气喘、咯血、咽喉肿痛、肘臂挛痛、疟疾等病症。

灸法　艾炷灸5～7壮，艾条灸5～10分钟。

手三里穴

位置　在前臂背面桡侧，当阳溪与曲池连线上，肘横纹下2寸处。

主治　齿痛、颊肿、上肢不遂、腹泻、腹痛等病症。

灸法　艾炷灸5～7壮，艾条灸5～15分钟。

曲池穴

位置　在肘横纹外侧端，屈肘，当尺泽与肱骨外上髁连线中点。

主治　齿痛、咽喉肿痛、目赤痛、瘰疬、隐疹、热病、上肢不遂、手臂肿痛、腹痛吐泻、高血压、癫狂等病症。

灸法　艾炷灸5～7壮，艾条灸5～15分钟。

口禾髎穴

位置　人中穴旁0.5寸，当鼻孔外缘直下，与人中穴相平处取穴。

主治　鼻塞、流鼻涕、鼻出血、口㖞、张口不便等病症。

灸法　艾炷灸3～5壮，艾条灸5～10分钟。

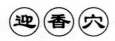

位置　在鼻翼外缘中点旁，当鼻唇沟中间。

主治　鼻出血、鼻塞、口眼㖞斜、面痒、胆绞痛等病症。

灸法　艾炷灸3～5壮，艾条灸5～10分钟。

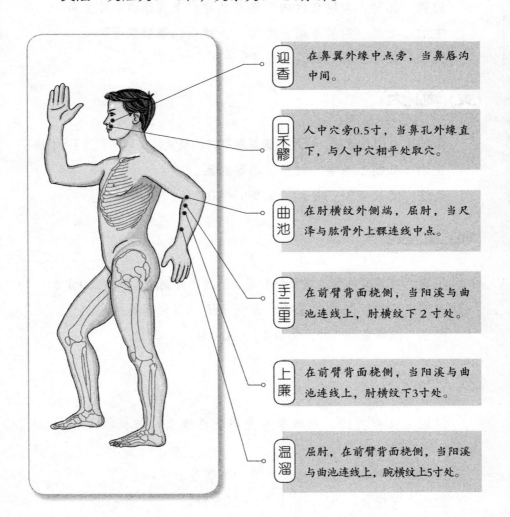

迎香　在鼻翼外缘中点旁，当鼻唇沟中间。

口禾髎　人中穴旁0.5寸，当鼻孔外缘直下，与人中穴相平处取穴。

曲池　在肘横纹外侧端，屈肘，当尺泽与肱骨外上髁连线中点。

手三里　在前臂背面桡侧，当阳溪与曲池连线上，肘横纹下2寸处。

上廉　在前臂背面桡侧，当阳溪与曲池连线上，肘横纹下3寸处。

温溜　屈肘，在前臂背面桡侧，当阳溪与曲池连线上，腕横纹上5寸处。

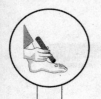

手少阴心经

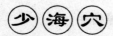

少 海 穴

位置 屈肘，当肘横纹内侧端与肱骨内上髁连线的中点处。

主治 心痛、肘臂挛痛、瘰疬、头颈痛、腋胁痛等病症。

灸法 艾炷灸3～5壮，艾条灸5～10分钟。

灵 道 穴

位置 在前臂掌侧，当尺侧腕屈肌肌腱的桡侧缘，腕横纹上1.5寸。

主治 心痛、暴喑、肘臂挛痛等病症。

灸法 艾炷灸3～5壮，艾条灸5～10分钟。

通 里 穴

位置 在前臂掌侧，当尺侧腕屈肌肌腱的桡侧缘，腕横纹上1寸。

主治 心悸、怔忡、暴喑、舌强不语、腕臂痛等病症。

灸法 艾炷灸3～5壮，艾条灸5～10分钟。

青 灵 穴

位置 在臂内侧，当极泉与少海的连线上，肘横纹上3寸，肱二头肌的内侧沟中。

主治 肩臂疼痛、头痛、目黄、胁痛等病症。

灸法 艾炷灸3～5壮，艾条灸5～10分钟。

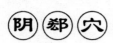

位置　在前臂掌侧，当尺侧腕屈肌肌腱的桡侧缘，腕横纹上0.5寸。

主治　心痛、惊悸、骨蒸盗汗、吐血、暴喑等病症。

灸法　艾炷灸3~5壮，艾条灸5~10分钟。

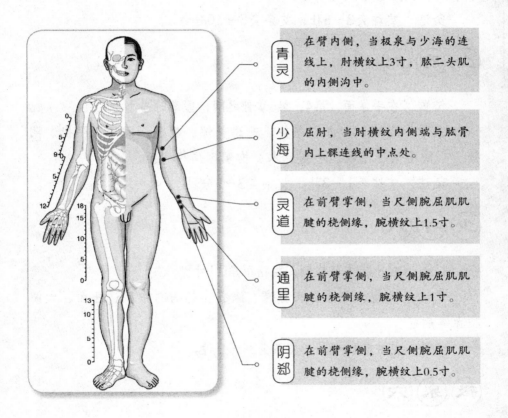

青灵　在臂内侧，当极泉与少海的连线上，肘横纹上3寸，肱二头肌的内侧沟中。

少海　屈肘，当肘横纹内侧端与肱骨内上髁连线的中点处。

灵道　在前臂掌侧，当尺侧腕屈肌肌腱的桡侧缘，腕横纹上1.5寸。

通里　在前臂掌侧，当尺侧腕屈肌肌腱的桡侧缘，腕横纹上1寸。

阴郄　在前臂掌侧，当尺侧腕屈肌肌腱的桡侧缘，腕横纹上0.5寸。

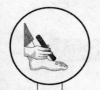

神门穴

位置 在腕部，腕掌侧横纹尺侧端，尺侧腕屈肌肌腱的桡侧凹陷处。

主治 心痛、心烦、惊悸、健忘、失眠、癫狂、痫症、痴呆、多梦、善悲、头痛、眩晕、呕血、吐血、大便脓血、失声、咽干、掌中热、腕关节挛痛等病症。

灸法 艾炷灸3~5壮，艾条灸5~10分钟。

少府穴

位置 在手掌面，第4、第5掌骨之间，握拳时当小指尖处。

主治 心痛、心悸、善笑、悲恐善惊、痈疡、阴痒、阴挺、阴痛、小便不利、遗尿、小指麻木、拘挛疼痛等病症。

灸法 艾炷灸1~3壮，艾条灸3~5分钟。

少冲穴

位置 在小指末节桡侧，距指甲角0.1寸。

主治 心痛、心悸、胸胁痛、癫狂、热病、中风、吐血、大便脓血等病症。

灸法 艾炷灸1~3壮，艾条灸3~5分钟。

极泉穴

位置 在腋窝顶点，腋动脉搏动处。

主治 心痛、咽干烦渴、胁肋疼痛、瘰疬、肩臂疼痛等病症。

灸法 艾炷灸3~5壮，艾条灸5~10分钟。

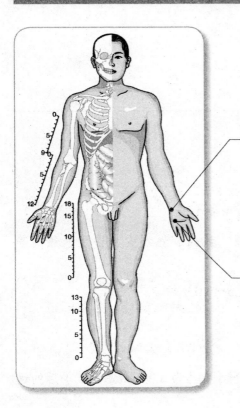

| 神门 | 在腕部，腕掌侧横纹尺侧端，尺侧腕屈肌肌腱的桡侧凹陷处。 |

| 少府 | 在手掌面，第4、第5掌骨之间，握拳时当小指尖处。 |

| 少冲 | 在小指末节桡侧，距指甲角0.1寸。 |

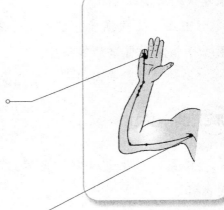

| 极泉 | 在腋窝顶点，腋动脉搏动处。 |

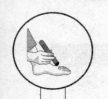

手太阳小肠经

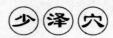

位置 在小指末节尺侧，距指甲角0.1寸。

主治 头痛、目翳、咽喉肿痛、乳痈、乳汁少、昏迷、热病等病症。

灸法 艾炷灸3~5壮，艾条灸5~10分钟。

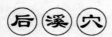

位置 在手掌尺侧，微握拳，当小指本节（第5指掌关节）后的远侧掌横纹头赤白肉际。

主治 头项强痛、目赤、耳聋、咽喉肿痛、腰背痛、癫痫、疟疾、手指及肘臂挛痛等病症。

灸法 艾炷灸3~5壮，艾条灸5~10分钟。

腕骨穴

位置 在手掌尺侧，当第5掌骨基底与钩骨之间的凹陷处，赤白肉际。

主治 头项强痛、耳鸣、目翳、黄疸、热病、疟疾、指挛腕痛等病症。

灸法 艾炷灸3~5壮，艾条灸5~10分钟。

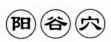

位置　在手腕尺侧，当尺骨茎突与三角骨之间的凹陷处。

主治　腕及前臂尺侧疼痛、手腕痛、胁痛、项肿、癫狂妄言、热病汗不出、耳鸣、耳聋、齿痛、舌强不能吮吸、颈颔肿等病症。

灸法　艾炷灸3～5壮，艾条灸5～10分钟。

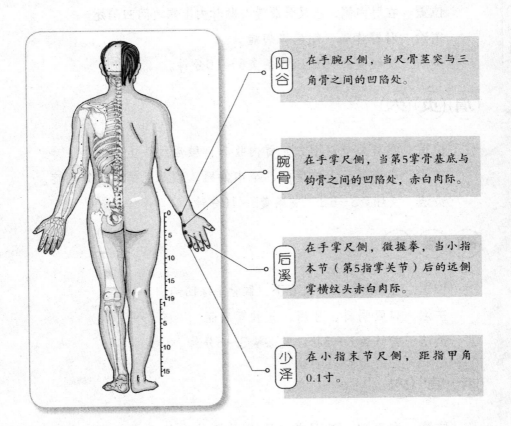

阳谷　在手腕尺侧，当尺骨茎突与三角骨之间的凹陷处。

腕骨　在手掌尺侧，当第5掌骨基底与钩骨之间的凹陷处，赤白肉际。

后溪　在手掌尺侧，微握拳，当小指本节（第5指掌关节）后的远侧掌横纹头赤白肉际。

少泽　在小指末节尺侧，距指甲角0.1寸。

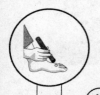

养老穴

位置　在前臂背面尺侧，在尺骨小头近端桡侧凹陷中。

主治　目视不明，肩、背、肘、臂疼痛等病症。

灸法　艾炷灸3～5壮，艾条灸5～10分钟。

小海穴

位置　在肘内侧，当尺骨鹰嘴与肱骨内上髁之间凹陷处。

主治　肘臂疼痛、癫痫等病症。

灸法　艾炷灸3～5壮，艾条灸5～10分钟。

肩贞穴

位置　在肩关节后下方，臂内收时，腋后纹头上1寸。

主治　肩周炎、上肢痿痹、卒中偏瘫、颈淋巴结结核等病症。

灸法　艾炷灸3～5壮，艾条灸5～10分钟。

颧髎穴

位置　在面部，目外眦直下，颧骨下缘凹陷中。

主治　口眼㖞斜、牙痛、颊肿等病症。

灸法　艾炷灸1～3壮，艾条灸3～5分钟。

听宫穴

位置　在面部，耳屏前，下颌骨髁状突的后方，张口时呈凹陷处。

主治　耳鸣、耳聋、牙痛、癫狂等病症。

灸法　艾炷灸1～3壮，艾条灸3～5分钟。

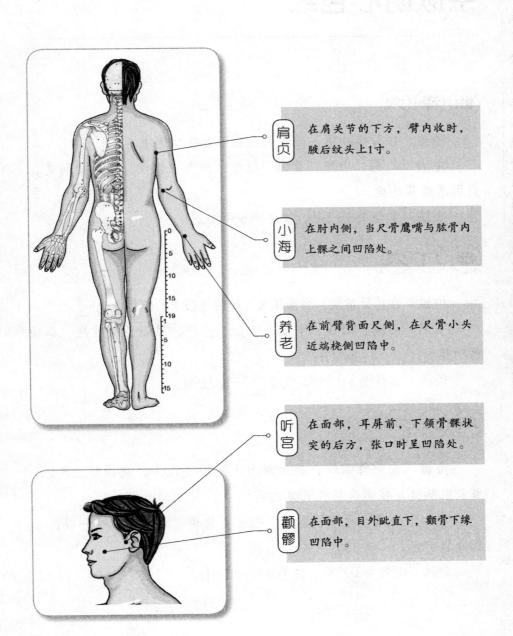

肩贞　在肩关节的下方，臂内收时，腋后纹头上1寸。

小海　在肘内侧，当尺骨鹰嘴与肱骨内上髁之间凹陷处。

养老　在前臂背面尺侧，在尺骨小头近端桡侧凹陷中。

听宫　在面部，耳屏前，下颌骨髁状突的后方，张口时呈凹陷处。

颧髎　在面部，目外眦直下，颧骨下缘凹陷中。

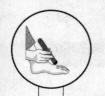

手厥阴心包经

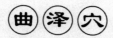

位置　在肘横纹中，当肱二头肌肌腱的尺侧缘。

主治　心痛、心悸、胃痛、呕吐、泄泻、热病、急性胃肠炎、肩臂挛痛等病症。

灸法　艾炷灸3~5壮，艾条灸5~10分钟。

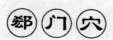

位置　在前臂掌侧，当曲泽与大陵的连线上，腕横纹上5寸。

主治　心痛、心悸、呕血、咯血、疔疮、风湿性心脏病、癫痫等病症。

灸法　艾炷灸3~5壮，艾条灸5~10分钟。

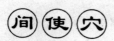

位置　在前臂掌侧，当曲泽与大陵的连线上，腕横纹上3寸，掌长肌肌腱与桡侧腕屈肌肌腱之间。

主治　心痛、心悸、胃痛、呕吐、热病、疟疾、精神分裂症、癫痫等病症。

灸法　艾炷灸3~5壮，艾条灸5~10分钟。

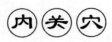

位置　在前臂掌侧，当曲泽与大陵的连线上，腕横纹上2寸，掌长肌肌腱与桡侧腕屈肌肌腱之间。

主治　心痛、心悸、胸闷、胃痛、癫痫、热病、上肢痹痛、呕吐、偏瘫、失眠、眩晕、偏头痛等病症。

灸法　艾炷灸3~5壮，艾条灸5~10分钟。

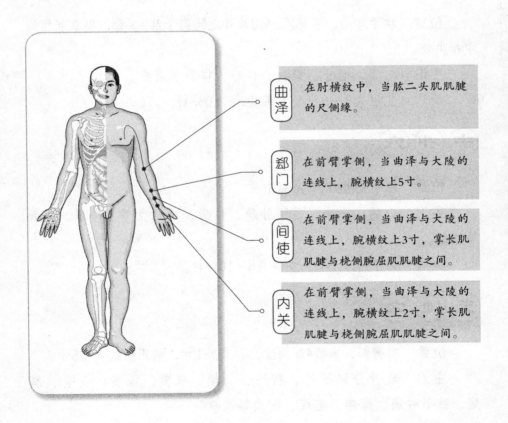

曲泽	在肘横纹中，当肱二头肌肌腱的尺侧缘。
郄门	在前臂掌侧，当曲泽与大陵的连线上，腕横纹上5寸。
间使	在前臂掌侧，当曲泽与大陵的连线上，腕横纹上3寸，掌长肌肌腱与桡侧腕屈肌肌腱之间。
内关	在前臂掌侧，当曲泽与大陵的连线上，腕横纹上2寸，掌长肌肌腱与桡侧腕屈肌肌腱之间。

大陵穴

位置 在腕掌横纹的中点处，当掌长肌肌腱与桡侧腕屈肌肌腱之间。

主治 心痛、心悸、怔忡、多梦、喜笑悲恐、胃痛、呕吐、癫狂、痫症、胸胁痛、腕关节疼痛、卒中、手指挛急等病症。

灸法 艾炷灸3～5壮，艾条灸5～10分钟。

劳宫穴

位置 在手掌心，当第2、第3掌骨之间偏于第3掌骨，握拳屈指的中指尖处。

主治 心痛、呕吐、癫痫、口疮、口臭等病症。

灸法 艾炷灸3～5壮，艾条灸5～10分钟。

中冲穴

位置 在手中指末节尖端中央。

主治 心痛、昏迷、舌强肿痛、热病、小儿夜啼、中暑、昏厥等病症。

灸法 艾炷灸1～3壮，艾条灸5～10分钟。

天池穴

位置 在胸部，当第4肋间隙，乳头外1寸，前正中线旁开5寸。

主治 乳汁分泌不足、胸闷、心烦、咳嗽、痰多、气喘、胸痛、腋下肿痛、瘰疬、疟疾、乳痈等病症。

灸法 艾炷灸3～5壮，艾条灸5～10分钟。

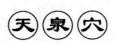

位置　在臂内侧，当腋前纹头下2寸，肱二头肌的长、短头之间。

主治　心痛、心动过速、心绞痛、胸胁胀满、咳嗽、胸背及上臂内侧痛等病症。

灸法　艾炷灸3~5壮，艾条灸5~10分钟。

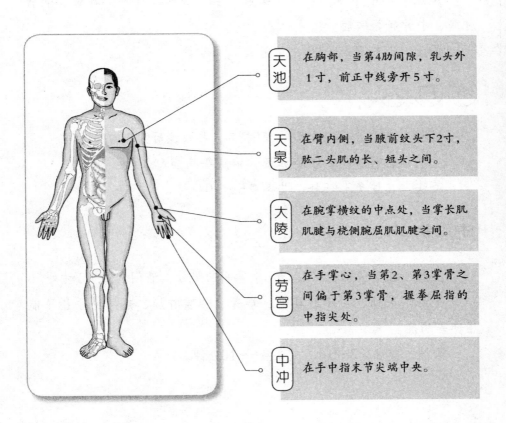

天池	在胸部，当第4肋间隙，乳头外1寸，前正中线旁开5寸。
天泉	在臂内侧，当腋前纹头下2寸，肱二头肌的长、短头之间。
大陵	在腕掌横纹的中点处，当掌长肌肌腱与桡侧腕屈肌肌腱之间。
劳宫	在手掌心，当第2、第3掌骨之间偏于第3掌骨，握拳屈指的中指尖处。
中冲	在手中指末节尖端中央。

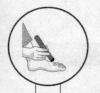
手少阳三焦经

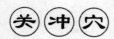 关冲穴

位置　在手环指末节尺侧，距指甲角0.1寸（指寸）。

主治　卒中昏迷、热病、头痛、目赤肿痛、耳鸣、耳聋、咽喉肿痛、手肿痛等病症。

灸法　艾炷灸1～3壮，艾条灸3～5分钟。

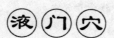 液门穴

位置　在手背部，当第4、第5指间，指蹼缘后方赤白肉际处。

主治　咽喉肿痛、眼睛赤涩、疟疾等病症。

灸法　艾炷灸3～5壮，艾条灸5～10分钟。

中渚穴

位置　在手背部，第4、第5掌骨间凹陷处，液门穴道上1寸处。

主治　头痛、目赤、耳鸣、耳聋、咽喉肿痛、热病、手指不能屈伸等病症。

灸法　艾炷灸3～5壮，艾条灸5～10分钟。

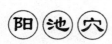

阳池穴

位置　在腕背横纹中，当指伸肌肌腱的尺侧缘凹陷处。

主治　妊娠呕吐、耳聋、咽喉肿痛、疟疾、腕痛、消渴等病症。

灸法　艾炷灸3~5壮，艾条灸5~10分钟。

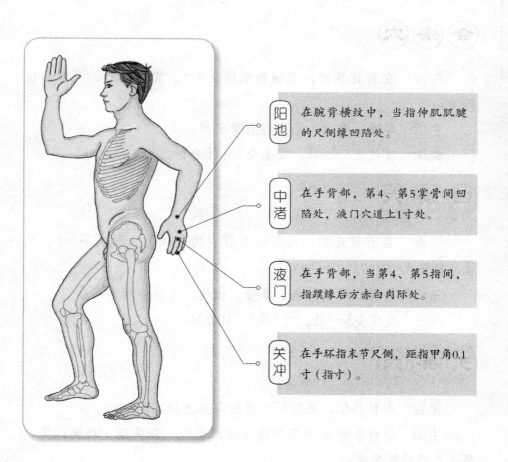

阳池　在腕背横纹中，当指伸肌肌腱的尺侧缘凹陷处。

中渚　在手背部，第4、第5掌骨间凹陷处，液门穴道上1寸处。

液门　在手背部，当第4、第5指间，指蹼缘后方赤白肉际处。

关冲　在手环指末节尺侧，距指甲角0.1寸（指寸）。

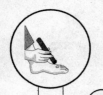

外关穴

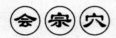

位置　在前臂背侧，当阳池与肘尖的连线上，腕背横纹上2寸，尺骨与桡骨之间。

主治　热病、头痛、目赤肿痛、耳鸣、耳聋、瘰疬、胁肋痛、上肢痹痛等病症。

灸法　艾炷灸5～7壮，艾条灸5～10分钟。

会宗穴

位置　在前臂背侧，当腕背横纹上3寸，支沟尺侧，尺骨的桡侧缘。

主治　耳聋、癫痫、上肢痹痛等病症。

灸法　艾炷灸3～5壮，艾条灸5～10分钟。

四渎穴

位置　在前臂背侧，当阳池与肘尖的连线上，肘尖下5寸，尺骨与桡骨之间。

主治　耳聋、咽喉肿痛、暴喑、齿痛、上肢痹痛等病症。

灸法　艾炷灸3～5壮，艾条灸5～10分钟。

天井穴

位置　在臂外侧，屈肘时，当肘尖直上1寸凹陷处。

主治　落枕、肘关节及周围软组织疾病、偏头痛、扁桃体炎、颈淋巴结结核等病症。

灸法　艾炷灸5～7壮，艾条灸5～10分钟。

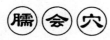臑 会 穴

位置　在臂外侧，当肘尖与肩髎的连线上，肩髎下3寸，三角肌的后下缘。

主治　肩周炎、甲状腺肿、颈淋巴结结核、目疾等病症。

灸法　艾炷灸3~5壮，艾条灸5~10分钟。

肩 髎 穴

位置　在肩部，在肩峰后下方，上臂平举时肩髃穴后寸许之凹陷中。

主治　肩周炎、卒中瘫痪、高血压等病症。

灸法　艾炷灸3~5壮，艾条灸5~10分钟。

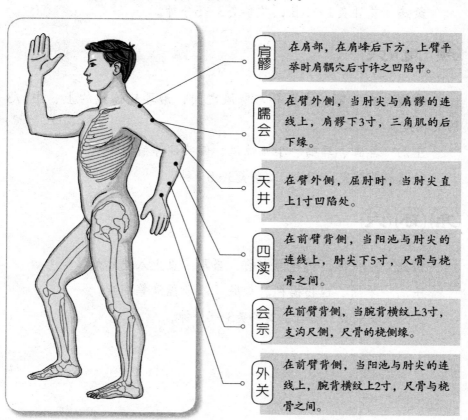

肩髎	在肩部，在肩峰后下方，上臂平举时肩髃穴后寸许之凹陷中。
臑会	在臂外侧，当肘尖与肩髎的连线上，肩髎下3寸，三角肌的后下缘。
天井	在臂外侧，屈肘时，当肘尖直上1寸凹陷处。
四渎	在前臂背侧，当阳池与肘尖的连线上，肘尖下5寸，尺骨与桡骨之间。
会宗	在前臂背侧，当腕背横纹上3寸，支沟尺侧，尺骨的桡侧缘。
外关	在前臂背侧，当阳池与肘尖的连线上，腕背横纹上2寸，尺骨与桡骨之间。

翳风穴

位置　在耳垂后方，当乳突与下颌角之间的凹陷处。

主治　耳聋、耳鸣、中耳炎、面部神经麻痹、颞颌关节炎、齿痛、颊肿等病症。

灸法　艾炷灸3～5壮，艾条灸5～10分钟。

瘛脉穴

位置　在头部，耳后乳突中央，当角孙与翳风之间，沿耳轮连线的中、下1/3的交点处。

主治　耳聋、耳鸣、偏头痛、小儿惊风等病症。

灸法　艾炷灸1～3壮，艾条灸3～5分钟。

颅息穴

位置　在头部，当角孙与翳风之间，沿耳轮连线的上、中1/3的交点处。

主治　耳聋、耳鸣、小儿惊风、偏头痛等病症。

灸法　艾炷灸1～3壮，艾条灸3～5分钟。

角孙穴

位置　在头部，折耳郭向前，当耳尖直上入发际处。

主治　牙痛、视物模糊、颊肿、颈项强痛等病症。

灸法　艾炷灸1～3壮，艾条灸3～5分钟。

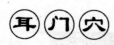

位置　在面部，当耳屏上切迹的前方，下颌骨髁状突后缘，张口有凹陷处。

主治　耳鸣、耳聋、牙痛、面瘫、三叉神经痛等病症。

灸法　艾炷灸1~3壮，艾条灸3~5分钟。

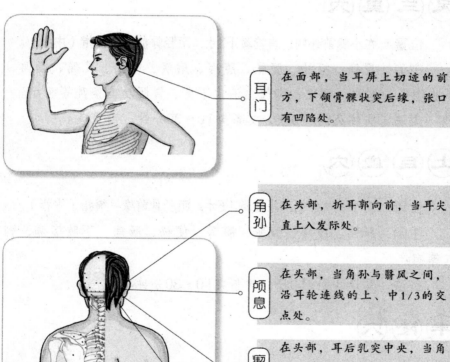

| 耳门 | 在面部，当耳屏上切迹的前方，下颌骨髁状突后缘，张口有凹陷处。 |

| 角孙 | 在头部，折耳郭向前，当耳尖直上入发际处。 |

| 颅息 | 在头部，当角孙与翳风之间，沿耳轮连线的上、中1/3的交点处。 |

| 瘈脉 | 在头部，耳后乳突中央，当角孙与翳风之间，沿耳轮连线的中、下1/3的交点处。 |

| 翳风 | 在耳垂后方，当乳突与下颌角之间的凹陷处。 |

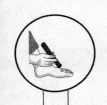

简易艾灸养生治病一本通

足阳明胃经

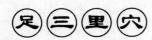

位置　在小腿前外侧，当犊鼻下3寸，距胫骨前缘一横指（中指）。

主治　胃痛、呕吐、腹胀、腹泻、痢疾、便秘、乳痈、肠痈、下肢痹痛、水肿、癫狂、脚气、消化不良、胃肠功能紊乱等病症。

灸法　艾炷灸5～10壮，艾条灸10～30分钟。可重灸。

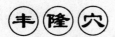

位置　在小腿前外侧，当犊鼻下6寸，距胫骨前缘一横指（中指）。

主治　肠鸣、腹痛、腹胀、腹泻、便秘、肠痈、下肢痿痹、脚气等病症。

灸法　艾炷灸5～10壮，艾条灸10～30分钟。

丰隆穴

位置　在小腿前外侧，当外踝尖上8寸，条口外，距胫骨前缘二横指（中指）。

主治　头痛、眩晕、痰多咳嗽、呕吐、便秘、水肿、癫狂、下肢痿痹。

灸法　艾炷灸3～7壮，艾条灸5～15分钟。

解溪穴

位置　在足背与小腿交界处的横纹中央凹陷处，当拇长伸肌肌腱与趾长伸肌肌腱之间。

主治　头痛、眩晕、癫狂、腹胀、便秘、下肢痿痹等病症。

灸法　艾炷灸3~7壮，艾条灸5~10分钟。

冲阳穴

位置　在足背最高处，当拇长伸肌肌腱和趾长伸肌肌腱之间，足背动脉搏动处。

主治　口眼㖞斜、面肿、齿痛、癫痫、胃痛、足软无力等病症。

灸法　艾炷灸3~7壮，艾条灸5~15分钟。

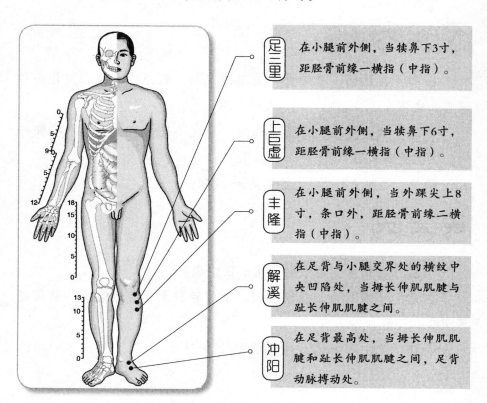

足三里　在小腿前外侧，当犊鼻下3寸，距胫骨前缘一横指（中指）。

上巨虚　在小腿前外侧，当犊鼻下6寸，距胫骨前缘一横指（中指）。

丰隆　在小腿前外侧，当外踝尖上8寸，条口外，距胫骨前缘二横指（中指）。

解溪　在足背与小腿交界处的横纹中央凹陷处，当拇长伸肌肌腱与趾长伸肌肌腱之间。

冲阳　在足背最高处，当拇长伸肌肌腱和趾长伸肌肌腱之间，足背动脉搏动处。

陷谷穴

位置 在足背，当第2、第3跖骨结合部前方凹陷处。

主治 面浮身肿、目赤肿痛、肠鸣、腹痛、热病、足背肿痛等病症。

灸法 艾炷灸3~7壮，艾条灸5~15分钟。

内庭穴

位置 在足背，第2、第3趾间缝纹端。

主治 咽喉肿痛、口㖞、口齿痛、鼻出血、胃痛、泛酸、腹胀、腹泻、痢疾、便秘、热病、足背肿痛等病症。

灸法 艾炷灸3~7壮，艾条灸5~15分钟。

气舍穴

位置 在颈部，当锁骨内侧端的上缘，胸锁乳突肌的胸骨头与锁骨头之间。

主治 咽喉肿痛、哮喘、呃逆、消化不良、食管炎、甲状腺肿大、颈椎病等病症。

灸法 艾炷灸3~5壮，艾条灸5~10分钟。

缺盆穴

位置 在锁骨上窝中央，距前正中线4寸。

主治 咳嗽气喘、咽喉肿痛、甲状腺肿大、膈肌痉挛、胸膜炎等病症。

灸法 艾炷灸3~5壮，艾条灸5~10分钟。

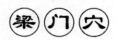

位置　在上腹部，当脐中上4寸，距前正中线2寸。

主治　呕吐、胃痛、食欲不振、大便溏薄等病症。

灸法　艾炷灸5～7壮，艾条灸5～10分钟。

天枢穴

位置　在腹中部，平脐中，距脐中2寸。

主治　腹泻、便秘、急慢性肠炎、阑尾炎、胆囊炎、肝炎、水肿、痛经、子宫内膜炎、功能性子宫出血等病症。

灸法　艾炷灸5～7壮，艾条灸10～15分钟。

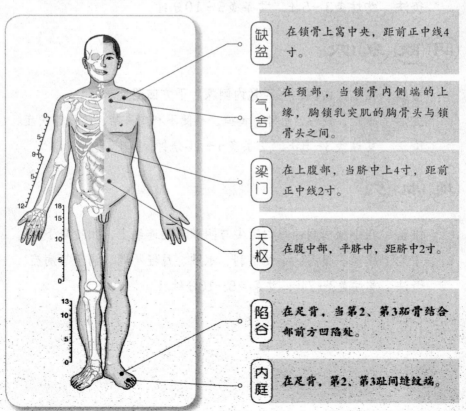

缺盆	在锁骨上窝中央，距前正中线4寸。
气舍	在颈部，当锁骨内侧端的上缘，胸锁乳突肌的胸骨头与锁骨头之间。
梁门	在上腹部，当脐中上4寸，距前正中线2寸。
天枢	在腹中部，平脐中，距脐中2寸。
陷谷	在足背，当第2、第3跖骨结合部前方凹陷处。
内庭	在足背，第2、第3趾间缝纹端。

足太阴脾经

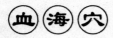

血海穴

位置　屈膝，在大腿内侧，髌底内侧端上2寸，当股四头肌内侧头的隆起处。或以左手掌心按于患者右膝髌骨上缘，2~5指向上伸直，拇指约呈45°斜置，拇指尖下是穴。

主治　月经不调、经痛、经闭、功能性子宫出血、崩漏、贫血、膝痛等病症。

灸法　艾炷灸3~5壮，艾条灸5~10分钟。

阴陵泉穴

位置　在小腿内侧，当胫骨内侧踝后下方凹陷处。

主治　腹胀、腹泻、水肿、黄疸、小便不利或失禁、膝痛等病症。

灸法　艾炷灸3~5壮，艾条灸5~10分钟。

地机穴

位置　在小腿内侧，当内踝尖与阴陵泉的连线上，阴陵泉下3寸。

主治　腹痛、腹泻、小便不利、水肿、月经不调、痛经等病症。

灸法　艾炷灸3~7壮，艾条灸5~10分钟。

漏谷穴

位置　在小腿内侧，当内踝尖与阴陵泉的连线上，距内踝尖6寸，胫骨内侧缘后方。

主治　腹胀、肠鸣、小便不利、遗精、下肢痿痹等病症。

灸法　艾炷灸3~5壮，艾条灸5~10分钟。

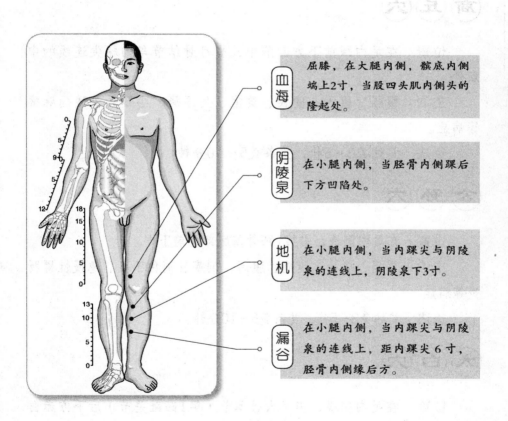

血海　屈膝，在大腿内侧，髌底内侧端上2寸，当股四头肌内侧头的隆起处。

阴陵泉　在小腿内侧，当胫骨内侧髁后下方凹陷处。

地机　在小腿内侧，当内踝尖与阴陵泉的连线上，阴陵泉下3寸。

漏谷　在小腿内侧，当内踝尖与阴陵泉的连线上，距内踝尖6寸，胫骨内侧缘后方。

三阴交穴

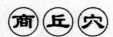

位置　在小腿内侧，当足内踝尖上3寸，胫骨内侧缘后方。

主治　月经不调、带下、子宫下垂、不孕、难产、遗精、阳痿、遗尿、疝气、失眠、下肢痿痹、脚气等病症。

灸法　艾炷灸5～7壮，艾条灸10～15分钟。

商丘穴

位置　在足内踝前下方凹陷中，当舟骨结节与内踝尖连线的中点处。

主治　腹胀、腹泻、便秘、黄疸、足跟痛、小腿关节酸痛麻痹等病症。

灸法　艾炷灸3～5壮，艾条灸5～10分钟。

公孙穴

位置　在足内侧缘，当第1跖骨基底部的前下方。

主治　胃痛、呕吐、腹痛、腹泻、痢疾、消化不良、急慢性胃肠炎等病症。

灸法　艾炷灸3～5壮，艾条灸5～10分钟。

太白穴

位置　在足内侧缘，当足大趾本节（第1跖趾关节）后下方赤白肉际凹陷处。

主治　胃痛、腹胀、腹痛、嗝气、消化不良等病症。

灸法　艾炷灸3～5壮，艾条灸5～10分钟。

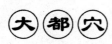

大都穴

位置　在足内侧缘，当足大趾本节（第1跖趾关节）前下方赤白肉际凹陷处。

主治　腹胀、胃痛、呕吐、腹泻、便秘、热病等病症。

灸法　艾炷灸3~5壮，艾条灸5~10分钟。

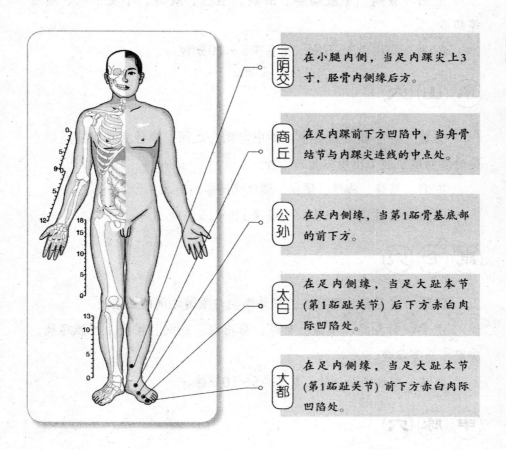

三阴交　在小腿内侧，当足内踝尖上3寸，胫骨内侧缘后方。

商丘　在足内踝前下方凹陷中，当舟骨结节与内踝尖连线的中点处。

公孙　在足内侧缘，当第1跖骨基底部的前下方。

太白　在足内侧缘，当足大趾本节（第1跖趾关节）后下方赤白肉际凹陷处。

大都　在足内侧缘，当足大趾本节（第1跖趾关节）前下方赤白肉际凹陷处。

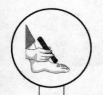

足太阳膀胱经

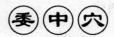

委中穴

位置　在腘横纹中点，当股二头肌肌腱与半腱肌肌腱的中间。

主治　腰痛、下肢痿痹、腹痛、呕吐、腹泻、小便不利、遗尿等病症。

灸法　艾炷灸3~5壮，艾条灸5~10分钟。

承山穴

位置　在小腿后面正中，委中与昆仑之间，当伸直小腿或足跟上提时腓肠肌肌腹下出现尖角凹陷处。

主治　痔疮、脚气、便秘、腰腿疼痛等病症。

灸法　艾炷灸5~7壮，艾条灸10~15分钟。

昆仑穴

位置　在足部外踝后方，当外踝尖与跟腱之间的凹陷处。

主治　后头痛、项强、目眩、鼻出血、癫痫、难产、腰骶疼痛、脚跟疼痛等病症。

灸法　艾炷灸3~5壮，艾条灸5~10分钟。

申脉穴

位置　在足外侧部，外踝直下方凹陷中。

主治　头痛、眩晕、癫狂、失眠、目赤肿痛、腰腿酸痛等病症。

灸法　艾炷灸3~5壮，艾条灸5~10分钟。

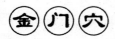

位置　在足外侧部，当外踝前缘直下，骰骨下缘处。

主治　头痛、腰痛、癫痫、小儿惊风、下肢痿痹、外踝痛等病症。

灸法　艾炷灸3~5壮，艾条灸5~10分钟。

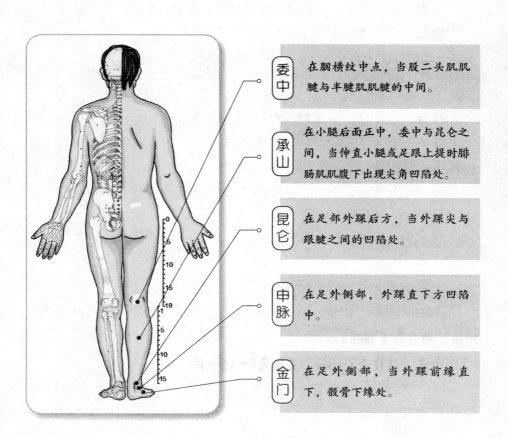

委中	在腘横纹中点，当股二头肌肌腱与半腱肌肌腱的中间。
承山	在小腿后面正中，委中与昆仑之间，当伸直小腿或足跟上提时腓肠肌肌腹下出现尖角凹陷处。
昆仑	在足部外踝后方，当外踝尖与跟腱之间的凹陷处。
申脉	在足外侧部，外踝直下方凹陷中。
金门	在足外侧部，当外踝前缘直下，骰骨下缘处。

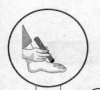
京骨穴

位置 在足外侧部，第5跖骨粗隆下方，赤白肉际处。

主治 头痛、项强、目赤肿痛、癫痫、腰痛等病症。

灸法 艾炷灸3~5壮，艾条灸5~10分钟。

至阴穴

位置 在足小趾末节外侧，距趾甲角0.1寸。

主治 胎位不正、难产、头痛、目痛、鼻塞、鼻出血等病症。

灸法 艾炷灸3~5壮，艾条灸5~10分钟。

厥阴俞穴

位置 在背部，当第4胸椎棘突下，旁开1.5寸。

主治 咳嗽、心痛、心悸、胸闷、呕吐、心绞痛、神经衰弱、胃炎等病症。

灸法 艾炷灸3~5壮，艾条灸5~15分钟。

心俞穴

位置 在背部，当第5胸椎棘突下，旁开1.5寸。

主治 失眠、心悸、心痛、心绞痛、梦遗、盗汗、肋间神经痛、痫症、精神病等病症。

灸法 艾炷灸3~5壮，艾条灸5~15分钟。

膈俞穴

位置　在背部，当第7胸椎棘突下，旁开1.5寸。

主治　呕吐、呃逆、咳嗽、哮喘、盗汗、膈肌痉挛、胃炎、溃疡病、肝炎、慢性出血性疾病等病症。

灸法　艾炷灸3~5壮，艾条灸5~15分钟。

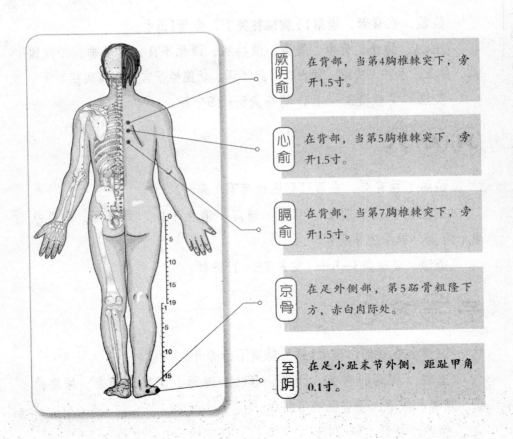

厥阴俞　在背部，当第4胸椎棘突下，旁开1.5寸。

心俞　在背部，当第5胸椎棘突下，旁开1.5寸。

膈俞　在背部，当第7胸椎棘突下，旁开1.5寸。

京骨　在足外侧部，第5跖骨粗隆下方，赤白肉际处。

至阴　在足小趾末节外侧，距趾甲角0.1寸。

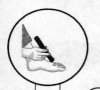

肝俞穴

位置　在背部，当第9胸椎棘突下，旁开1.5寸。

主治　黄疸、胁肋痛、目赤、目眩、近视、夜盲、失眠、脊背痛、肝炎、肝硬化、胆石症、结膜炎等病症。

灸法　艾炷灸3~5壮，艾条灸5~15分钟。

脾俞穴

位置　在背部，当第11胸椎棘突下，旁开1.5寸。

主治　胁痛、黄疸、胃炎、溃疡病、消化不良、胃下垂、慢性腹泻、贫血、水肿、失眠、便血、月经不调、功能性子宫出血等病症。

灸法　艾炷灸3~5壮，艾条灸5~15分钟。

胃俞穴

位置　在背部，当第12胸椎棘突下，旁开1.5寸。

主治　胃痛、腹胀、呕吐、泄泻、消化不良、胃溃疡、小儿吐乳、肝炎、糖尿病等病症。

灸法　艾炷灸3~5壮，艾条灸5~15分钟。

三焦俞穴

位置　在腰部，当第1腰椎棘突下，旁开1.5寸。

主治　腹泻、胃炎、肠炎、呕吐、泄泻、便秘、肾炎、尿路感染、遗精、失眠、腰脊强痛等病症。

灸法　艾炷灸5~7壮，艾条灸10~15分钟。

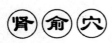 肾俞穴

位置　在腰部，当第2腰椎棘突下，旁开1.5寸。

主治　肾虚、腰痛、遗精、阳痿、早泄、月经不调、带下、尿路感染、尿潴留、耳鸣、耳聋、失眠、眩晕、慢性腰背痛等病症。

灸法　艾炷灸5～10壮，艾条灸10～20分钟。

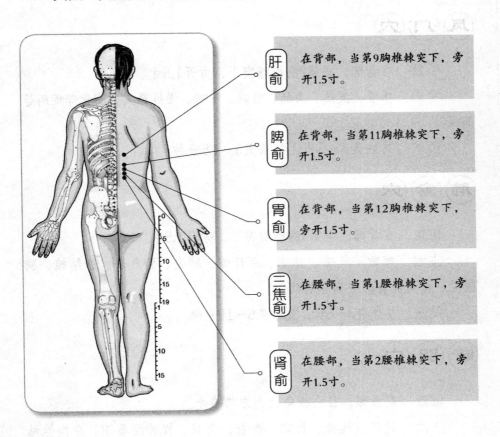

肝俞　在背部，当第9胸椎棘突下，旁开1.5寸。

脾俞　在背部，当第11胸椎棘突下，旁开1.5寸。

胃俞　在背部，当第12胸椎棘突下，旁开1.5寸。

三焦俞　在腰部，当第1腰椎棘突下，旁开1.5寸。

肾俞　在腰部，当第2腰椎棘突下，旁开1.5寸。

大杼穴

位置　在背部，当第1胸椎棘突下，旁开1.5寸。

主治　发热、感冒、咽炎、支气管哮喘、支气管炎、增生性脊柱炎、风湿性关节炎、落枕、颈椎病、睑腺炎等病症。

灸法　艾炷灸3~7壮，艾条灸5~15分钟。

风门穴

位置　在背部，当第2胸椎棘突下，旁开1.5寸。

主治　咳嗽、发热、头痛、目眩、气喘、慢性鼻炎、胸背部疾病等病症。

灸法　艾炷灸3~5壮，艾条灸5~15分钟。

肺俞穴

位置　在背部，当第3胸椎棘突下，旁开1.5寸。

主治　咳嗽、气喘、鼻塞、百日咳、肺炎、肺气肿、肺结核、胸膜炎、肾炎及背部疾病等病症。

灸法　艾炷灸3~5壮，艾条灸5~15分钟。

睛明穴

位置　在面部，目内眦角稍上方凹陷处。

主治　近视、远视、目眩、夜盲、色盲、视神经萎缩、急慢性结膜炎、流泪、目赤肿痛等病症。

灸法　艾炷灸3~5壮，艾条灸5~10分钟。

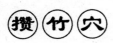

位置 在面部，当眉头陷中，眶上切迹处。

主治 头痛、近视、流泪、急性结膜炎、目眩、眉棱骨痛、眼睑下垂等病症。

灸法 艾炷灸3～5壮，艾条灸5～10分钟。

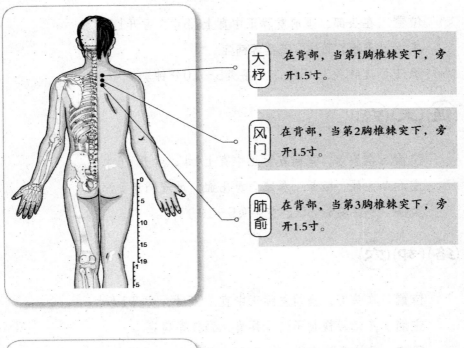

大杼	在背部，当第1胸椎棘突下，旁开1.5寸。
风门	在背部，当第2胸椎棘突下，旁开1.5寸。
肺俞	在背部，当第3胸椎棘突下，旁开1.5寸。

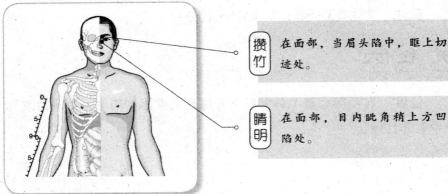

| 攒竹 | 在面部，当眉头陷中，眶上切迹处。 |
| 睛明 | 在面部，目内眦角稍上方凹陷处。 |

眉冲穴

位置　在头部，当攒竹直上入发际0.5寸，神庭与曲差连线之间。

主治　眩晕、头痛、鼻塞、癫痫等病症。

灸法　艾炷灸3~5壮，艾条灸5~10分钟。

承光穴

位置　在头部，当前发际正中直上2.5寸，旁开1.5寸。

主治　鼻塞、目眩、头痛等病症。

灸法　艾炷灸3~5壮，艾条灸5~10分钟。

通天穴

位置　在头部，当前发际正中直上4寸，旁开1.5寸。

主治　头痛、眩晕、鼻塞、鼻出血、鼻流稠涕等病症。

灸法　艾炷灸3~5壮，艾条灸5~10分钟。

络却穴

位置　在头部，当前发际正中直上5.5寸，旁开1.5寸。

主治　头晕、视物不清、耳鸣、癫狂等病症。

灸法　艾炷灸3~5壮，艾条灸5~10分钟。

天柱穴

位置　在项部大筋（斜方肌）外缘之后发际凹陷中，约当后发际正中旁开1.3寸。

主治　后头痛、颈项转侧不利、项肌强痛、咽喉痛、鼻塞、咽肿、目疾、神经衰弱等病症。

　　灸法　艾炷灸3～5壮，艾条灸5～10分钟。

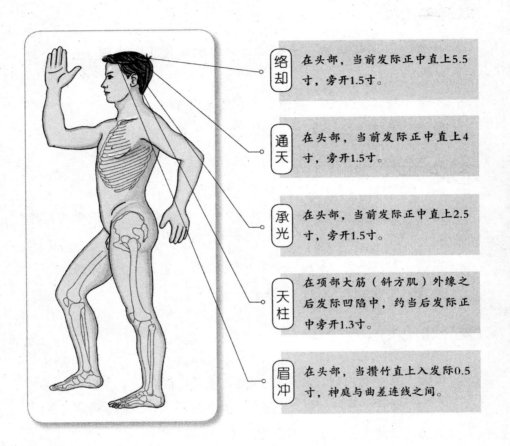

络却	在头部，当前发际正中直上5.5寸，旁开1.5寸。
通天	在头部，当前发际正中直上4寸，旁开1.5寸。
承光	在头部，当前发际正中直上2.5寸，旁开1.5寸。
天柱	在项部大筋（斜方肌）外线之后发际凹陷中，约当后发际正中旁开1.3寸。
眉冲	在头部，当攒竹直上入发际0.5寸，神庭与曲差连线之间。

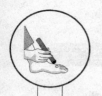

足少阴肾经

筑宾穴

位置 在小腿内侧，当太溪与阴谷的连线上，太溪上5寸，腓肠肌肌腹的内下方。

主治 腹泻、水肿、黄疸、小便不利等病症。

灸法 艾炷灸3~5壮，艾条灸5~10分钟。

交信穴

位置 在小腿内侧，当太溪直上2寸，复溜前0.5寸，胫骨内侧缘的后方。

主治 月经不调、崩漏、子宫下垂、疝气、腹泻、便秘等病症。

灸法 艾炷灸3~5壮，艾条灸5~10分钟。

复溜穴

位置 在小腿内侧，太溪直上2寸，跟腱的前方。

主治 水肿、腹胀、腹泻、盗汗、热病汗不出、下肢痿痹等病症。

灸法 艾炷灸3~5壮，艾条灸5~10分钟。

照海穴

位置 在足内侧，内踝尖下方凹陷处。

主治 月经不调、带下、子宫下垂、小便频数、小便不通、便秘、咽喉干痛、癫痫、失眠等病症。

灸法 艾炷灸3~5壮，艾条灸5~10分钟。

水泉穴

位置 在足内侧，内踝后下方，当太溪直下1寸，跟骨结节的内侧凹陷处。

主治 水肿、腹胀、腹泻、盗汗、热病汗不出、下肢痿痹等病症。

灸法 艾炷灸3~5壮，艾条灸5~10分钟。

大钟穴

位置 在足内侧，内踝下方，当跟腱附着部的内侧前方凹陷处。

主治 癃闭、遗尿、便秘、咯血、气喘、痴呆、足跟痛等病症。

灸法 艾炷灸3~5壮，艾条灸5~10分钟。

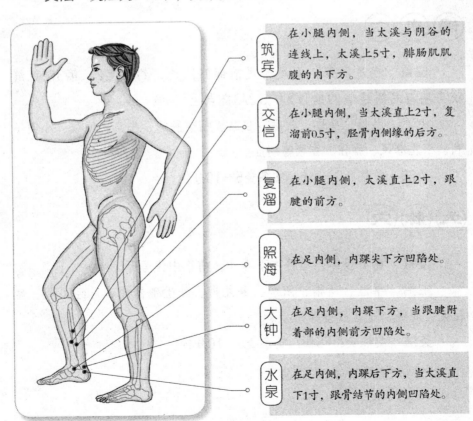

筑宾 在小腿内侧，当太溪与阴谷的连线上，太溪上5寸，腓肠肌肌腹的内下方。

交信 在小腿内侧，当太溪直上2寸，复溜前0.5寸，胫骨内侧缘的后方。

复溜 在小腿内侧，太溪直上2寸，跟腱的前方。

照海 在足内侧，内踝尖下方凹陷处。

大钟 在足内侧，内踝下方，当跟腱附着部的内侧前方凹陷处。

水泉 在足内侧，内踝后下方，当太溪直下1寸，跟骨结节的内侧凹陷处。

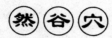

位置　在足内侧，内踝后方，当内踝尖与跟腱之间的凹陷处。

主治　月经不调、肾炎、膀胱炎等病症。

灸法　艾炷灸3~5壮，艾条灸5~10分钟。

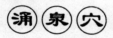

位置　在足内侧缘，足舟骨粗隆下方，赤白肉际。

主治　月经不调、带下、遗精、糖尿病、腹泻、咯血、咽喉肿痛、小便不利等病症。

灸法　艾炷灸3~5壮，艾条灸5~10分钟。

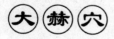

位置　在足底部，卷足时足前部凹陷处，约当第2、第3趾趾缝纹头端与足跟连线的前1/3与后2/3交点上。

主治　头痛、头昏、失眠、目眩、咽喉肿痛、失声、便秘、小便不利、小儿惊风、癫狂、昏厥等病症。

灸法　艾炷灸3~5壮，艾条灸5~10分钟。

大赫穴

位置　在下腹部，当脐中下4寸，前正中线旁开0.5寸。

主治　早泄、遗精、阳痿、睾丸炎、外生殖器痛、月经不调、盆腔炎、痛经、子宫脱垂等病症。

灸法　艾炷灸3~5壮，艾条灸5~10分钟。

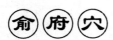

俞府穴

位置 在胸部，当锁骨下缘，前正中线旁开2寸。

主治 咳喘、呕吐、胸痛、肺气肿等病症。

灸法 艾炷灸3~5壮，艾条灸5~10分钟。

幽门穴

位置 在上腹部，当脐中上6寸，前正中线旁开0.5寸。

主治 胸痛、胃痛、腹胀、呃逆、呕吐、食积、消化不良、胃溃疡等病。

灸法 艾炷灸3~5壮，艾条灸5~10分钟。

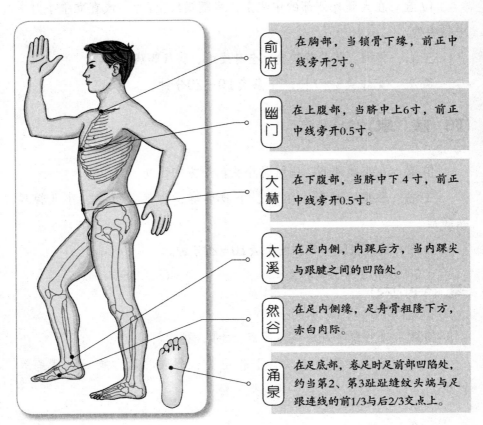

俞府	在胸部，当锁骨下缘，前正中线旁开2寸。
幽门	在上腹部，当脐中上6寸，前正中线旁开0.5寸。
大赫	在下腹部，当脐中下4寸，前正中线旁开0.5寸。
太溪	在足内侧，内踝后方，当内踝尖与跟腱之间的凹陷处。
然谷	在足内侧缘，足舟骨粗隆下方，赤白肉际。
涌泉	在足底部，卷足时足前部凹陷处，约当第2、第3趾趾缝纹头端与足跟连线的前1/3与后2/3交点上。

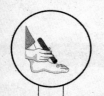

足少阳胆经

环跳穴

位置　在股外侧部，侧卧屈股，当股骨大转子最凸点与骶管裂孔连线的外1/3与中1/3交点处。

主治　腰腿痛、偏瘫、痔疮、带下等病症。

灸法　艾炷灸5~7壮，艾条灸10~20分钟。

风市穴

位置　在大腿外侧部的中线上，当腘横纹上7寸。或直立垂手时，中指尖处。

主治　偏瘫、膝关节酸痛、全身瘙痒、脚气等病症。

灸法　艾炷灸5~7壮，艾条灸10~20分钟。

阳陵泉穴

位置　在小腿外侧，当腓骨小头前下方凹陷处。

主治　胁痛、口苦、呕吐、下肢痿痹、脚气、黄疸、小儿惊风等病症。

灸法　艾炷灸5~7壮，艾条灸10~20分钟。

悬钟穴

位置　在小腿外侧，外踝高点上3寸，腓骨前缘。

主治　项强、胸胁胀痛、下肢痿痹、咽喉肿痛、脚气、痔疮等病症。

灸法　艾炷灸5~7壮，艾条灸10~15分钟。

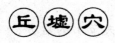

位置　在足外踝的前下方，当趾长伸肌肌腱的外侧凹陷处。

主治　胸胁胀痛、下肢痿痹、疟疾等病症。

灸法　艾炷灸3~5壮，艾条灸5~10分钟。

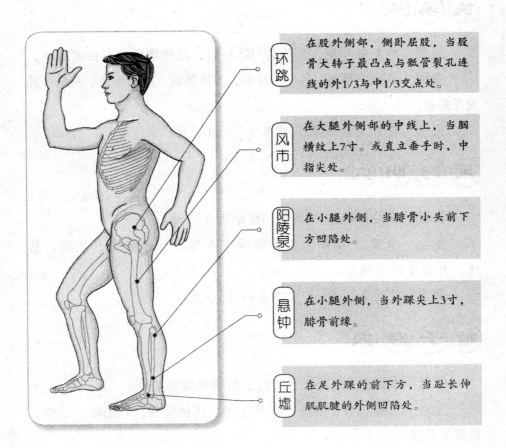

环跳　在股外侧部，侧卧屈股，当股骨大转子最凸点与骶管裂孔连线的外1/3与中1/3交点处。

风市　在大腿外侧部的中线上，当腘横纹上7寸。或直立垂手时，中指尖处。

阳陵泉　在小腿外侧，当腓骨小头前下方凹陷处。

悬钟　在小腿外侧，当外踝尖上3寸，腓骨前缘。

丘墟　在足外踝的前下方，当趾长伸肌肌腱的外侧凹陷处。

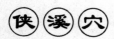 足临泣穴

位置 在足背外侧，当足第4趾本节（第4趾关节）的后方，小趾伸肌肌腱的外侧凹陷处。

主治 目赤肿痛、胁肋疼痛、月经不调、尿床、乳痈、淋巴结肿大、疟疾、足背肿痛等病症。

灸法 艾炷灸1～3壮，艾条灸5～10分钟。

侠溪穴

位置 在足背外侧，当第4、第5趾间，趾蹼缘后方赤白肉际处。

主治 头痛、目眩、耳鸣、耳聋、目赤肿痛、胁肋疼痛、热病、乳痈等病症。

灸法 艾炷灸1～3壮，艾条灸5～10分钟。

足窍阴穴

位置 在足第4趾末节外侧，距趾甲角0.1寸。

主治 失眠、耳聋、咽喉肿痛、头痛、目赤肿痛、热病、胁痛、月经不调等病症。

灸法 艾炷灸1～3壮，艾条灸5～10分钟。

瞳子髎穴

位置 在面部，目外眦旁0.5寸，眶骨外缘凹陷中。

主治 头痛、目赤肿痛、迎风流泪、视物模糊、青光眼、近视、斜视等病症。

灸法 艾炷灸1～3壮，艾条灸3～5分钟。

听会穴

位置　在面部，当耳屏间切迹的前方，下颌骨髁突的后缘，张口有凹陷处。

主治　耳鸣、耳聋、牙痛、口渴、面痛、烦躁等病症。

灸法　艾炷灸3~5壮，艾条灸5~10分钟。

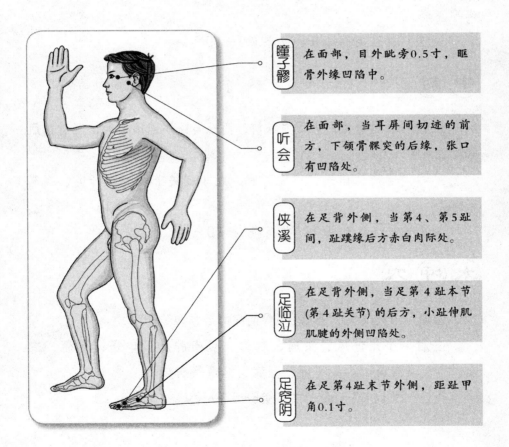

瞳子髎	在面部，目外眦旁0.5寸，眶骨外缘凹陷中。
听会	在面部，当耳屏间切迹的前方，下颌骨髁突的后缘，张口有凹陷处。
侠溪	在足背外侧，当第4、第5趾间，趾蹼缘后方赤白肉际处。
足临泣	在足背外侧，当足第4趾本节(第4趾关节)的后方，小趾伸肌肌腱的外侧凹陷处。
足窍阴	在足第4趾末节外侧，距趾甲角0.1寸。

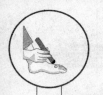

足厥阴肝经

蠡沟穴

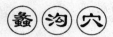

位置 在小腿内侧，当足内踝尖上5寸，胫骨内侧面的中央。

主治 小便不利、遗尿、月经不调、带下、恶露不绝、下肢痿痹等病症。

灸法 艾炷灸3～5壮，艾条灸5～10分钟。

中封穴

位置 在足背侧，当足内踝前，商丘与解溪连线之间，胫骨前肌肌腱的内侧凹陷处。

主治 遗精、疝气、小便不利、距小腿关节肿痛、肝炎、腹痛等病症。

灸法 艾炷灸3～5壮，艾条灸5～10分钟。

太冲穴

位置 在足背侧，当第1跖骨间隙的后方凹陷处。

主治 小儿惊风、头痛、眩晕、目赤肿痛、口㖞、胁痛、遗尿、疝气、崩漏、月经不调、癫痫、呕逆等病症。

灸法 艾炷灸3~5壮，艾条灸5~10分钟。

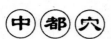

位置 在小腿内侧，当足内踝尖上7寸，胫骨内侧面的中央。

主治 腹胀、泄泻、疝气、胁痛、小腹痛、崩漏、恶露不尽等病症。

灸法 艾炷灸3～5壮，艾条灸5～10分钟。

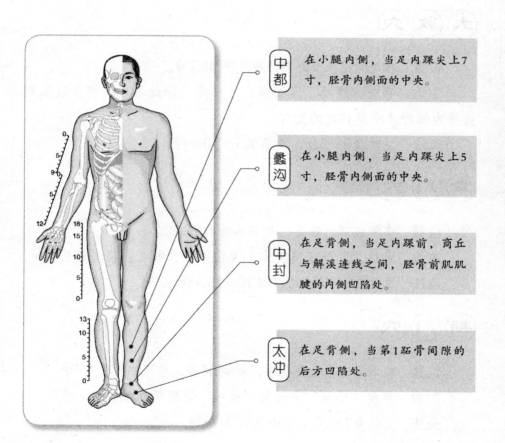

中都 在小腿内侧，当足内踝尖上7寸，胫骨内侧面的中央。

蠡沟 在小腿内侧，当足内踝尖上5寸，胫骨内侧面的中央。

中封 在足背侧，当足内踝前，商丘与解溪连线之间，胫骨前肌肌腱的内侧凹陷处。

太冲 在足背侧，当第1跖骨间隙的后方凹陷处。

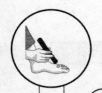

行间穴

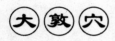

位置 在足背侧，当第1、第2趾间，趾蹼缘的后方赤白肉际处。

主治 头痛、眩晕、目赤肿痛、口㖞、胁痛、遗尿、疝气、崩漏、月经不调、痛经、带下、癫痫、呕逆、小儿惊风、下肢痿痹、卒中后遗症等病症。

灸法 艾炷灸5~7壮，艾条灸10~15分钟。

大敦穴

位置 在足大趾末节外侧，距趾甲角0.1寸。

主治 目眩、腹痛、腰肋痛、冷感症。除此之外，自古以来亦被视为镇静及恢复神志的要穴。

灸法 艾炷灸3~5壮，艾条灸5~10分钟。

章门穴

位置 在侧腹部，当第11肋游离端的下方。

主治 黄疸、胁痛、肝脾大、消化不良、呕吐、腹泻等病症。

灸法 艾炷灸5~7壮，艾条灸10~15分钟。

期门穴

位置 在胸部，当乳头直下，第6肋间隙，前正中线旁开4寸。

主治 黄疸、胁痛、乳腺炎、呕吐、泛酸等病症。

灸法 艾炷灸3~5壮，艾条灸5~10分钟。

阴包穴

位置　在大腿内侧，当股骨上髁上4寸，股内肌与缝匠肌之间。

主治　月经不调、遗尿、小便不利、腰骶痛引小腹等。

灸法　艾炷灸3~5壮，艾条灸5~10分钟。

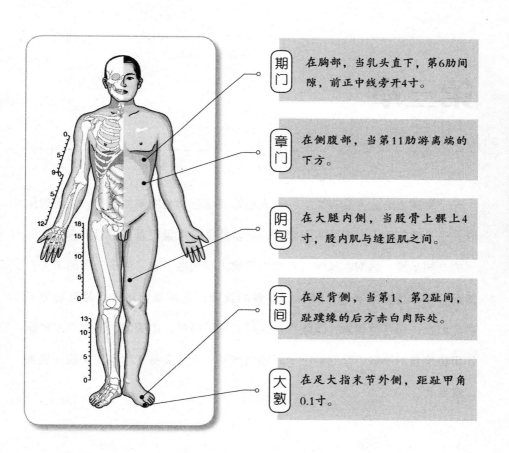

| 期门 | 在胸部，当乳头直下，第6肋间隙，前正中线旁开4寸。 |

| 章门 | 在侧腹部，当第11肋游离端的下方。 |

| 阴包 | 在大腿内侧，当股骨上髁上4寸，股内肌与缝匠肌之间。 |

| 行间 | 在足背侧，当第1、第2趾间，趾蹼缘的后方赤白肉际处。 |

| 大敦 | 在足大指末节外侧，距趾甲角0.1寸。 |

第三章
一用就灵，灸出美丽

　　"爱美之心，人皆有之。"人人都希望自己拥有完美的身材，光滑的肌肤。于是爱美的人们有的去美容院，更多的是在家里凭着自己对美容美体知识的一知半解，涂啊、抹啊、吃减肥药啊，暗暗地下着"面子"上的工夫。然而，因未能掌握美容、美体、保健的真谛，常常事倍功半，甚至徒劳无功。而且，在各种美容、美体大法大行其道的同时，由美容、美体带来的副作用也是我们不得不面对的一个严峻的问题，而艾灸将让你实现美丽与健康"双丰收"。

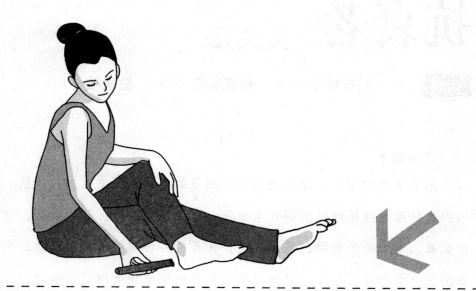

抗衰老：灸关元

病解 → 对症施灸 → 自我取穴 → 健康贴士

【病解】

随着年龄的增长，皮肤也会发生相应的变化。25岁以后，皮肤的弹力纤维和胶原纤维渐渐发生变化，会出现鱼尾纹；30岁以后，前额易出现细微的额纹；40岁以后，面部的各种皱纹都渐渐明显，鼻沟纹也会加深、扩张。衰老性肌肤多属内分泌代谢障碍所引起，中医学认为是阴血不足、肤失濡养、瘀血阻络、肌肤失容。灸疗可滋阴养血、润燥生津、疏通经络、濡肌除皱。

【对症施灸】

取穴：关元。

灸法：温和灸，女性早衰、更年期提前者可加气海、三阴交、足三里穴。对准穴位点燃艾条，在距离皮肤2~3厘米处施灸，以局部有温热感为宜，每穴每次灸10~15分钟，灸至皮肤潮红为度。每天1次，7次为1个疗程。

【自我取穴】

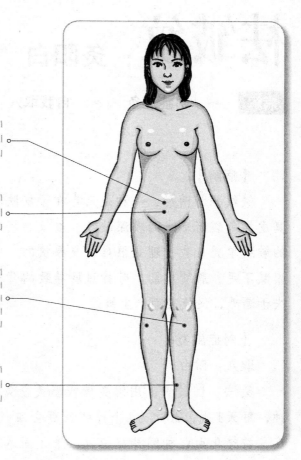

❶ 气海穴　在下腹部，前正中
线上，当脐下1.5寸。

❷ 关元穴　在下腹部，前正中
线上，当脐下3寸。

❸ 足三里　在小腿前外侧，当
犊鼻下3寸，距胫骨前缘一横
指（中指）。

❹ 三阴交　在小腿内侧，当足内
踝尖上3寸，胫骨内侧缘后方。

健康贴士

　　加强身体锻炼，科学合理地选择锻炼项目，如散步、气功、太
极拳、体操等，以达到抗衰老、强身健体的目的。养成良好的生活
方式，生活有节，起居有常；休息劳作，讲究适度；生活环境温馨
整洁；重视营养，合理膳食。定期体检，加强健康教育，提高自我
保健意识和能力。

　　还有一点很重要：愉快地笑出来。如果是发自肺腑的开怀大
笑，其真诚会感染周围的人，也能抹去额头的年龄标签。

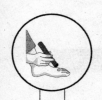

祛皱纹：灸阳白

病解 → 对症施灸 → 自我取穴 → 健康贴士

【病解】

皱纹分为两种，一种是只存在于皮肤表层的可见细纹，一种是真皮层龟裂而形成的较深皱纹。细纹的问题比较容易解决，但较深的皱纹单凭自我护理是很难恢复原状的。中医学认为，产生皱纹是禀赋不足、脾胃虚弱、劳神过度导致的营养不足、精血衰少，皮肤失于濡养，促使表面产生皱纹。

【对症施灸】

取穴：阳白。

灸法：回旋灸，用温灸棒或温灸盒灸阳白穴，每次灸5~10分钟，每天1次，30次为1个疗程。百会益气升阳；肾俞养血活血化瘀，益精化血；神阙补益脾胃，培元固本。若配加百会、印堂、下关、神阙、肾俞穴，效果会更明显。灸疗顺序为阳白→百会→印堂→下关→神阙→肾俞。

【自我取穴】

❶ 百会穴 在头部，当前发际正中直上5寸，或两耳尖连线中点处。

❷ 肾俞穴 在腰部，当第2腰椎棘突下，旁开1.5寸。

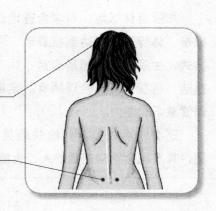

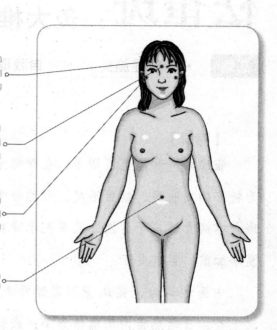

❸ 阳白穴　在前额部，当瞳孔直上，眉上1寸。

❹ 印堂穴　位于人体前额部，当两眉头间连线与前正中线之交点处。

❺ 下关穴　在面部耳前方，当颧弓与下颌切迹所形成的凹陷中。

❻ 神阙穴　在腹中部，脐中央。

健康贴士

　　皱纹是皮肤缺乏水分、表面脂肪减少、弹性下降的结果。早上起床可以喝一杯含有维生素C的水，睡前喝适量水也是非常重要的。女性喝水最好就喝白开水或者花茶。通过对饮食结构的调整可以逐渐消除皱纹，延缓皮肤衰老。经科学验证，女性每天服用核酸约800毫克、复合维生素片1片，4周后脸部皱纹大部分消失，粗糙皮肤变得光滑细腻，老年斑也逐渐减少。含核酸丰富的食物有鱼、虾、动物肝脏、酵母、蘑菇、木耳、花粉等。

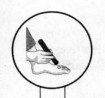

祛雀斑：灸大椎

病解 → 对症施灸 → 自我取穴 → 健康贴士

【病解】

雀斑是一种黑色素增多，在面部尤其是鼻子周围形成褐色斑点为特征的皮肤病，数目不定，对称分布，形如雀卵上的点，故称雀斑。本病女性多于男性，且多见于青春期少女，儿童亦有之。一般夏季加重，冬季减轻。

中医学认为，雀斑多因禀赋肾水不足，不能荣华于面；或虚火上炎，日晒热毒内郁蕴结为斑；或腠理不密，外卫不固，风邪外博，肌肤失于荣润而成雀斑。排除遗传因素，雀斑可以定义为是一种光损伤性皮肤病。

【对症施灸】

取穴：大椎。

灸法：雀啄灸，用温灸棒或温灸盒灸大椎及雀斑局部各15分钟左右，以局部皮肤温热舒适、红润为度，隔天1次，10天为1个疗程。若配灸曲池、三阴交、肺俞、阴陵泉、足三里穴效果会更好。灸治的顺序为大椎→雀斑局部→曲池→三阴交→肺俞→阴陵泉→足三里。

【自我取穴】

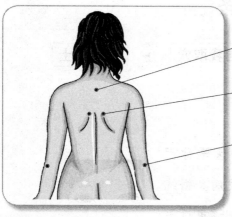

❶ 大椎穴　在后正中线上，第7颈椎棘突下凹陷中。

❷ 肺俞穴　在背部，当第3胸椎棘突下，旁开1.5寸。

❸ 曲池穴　在肘横纹外侧端，屈肘，当尺泽与肱骨外上髁连线中点。

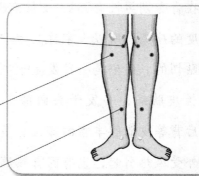

❹ 阴陵泉　在小腿内侧，当胫骨内侧髁后下方凹陷处。

❺ 足三里　在小腿前外侧，当犊鼻下3寸，距胫骨前缘一横指（中指）。

❻ 三阴交　在小腿内侧，当足内踝尖上3寸，胫骨内侧缘后方。

健康贴士

　　要多吃富含维生素C的果蔬。生活要有规律，早睡早起，定期到美容院做祛斑护理。选用乳剂或杏仁蜜等化妆品滋润皮肤，夏季避日晒。每天喝一杯西红柿汁或柠檬汁，对防治雀斑有较好的作用。因为西红柿中含有丰富的谷胱甘肽，谷胱甘肽可抑制黑色素生成，从而使沉着的色素减退或消失。将柠檬榨汁加糖水适量饮用。柠檬中含有大量维生素C、钙、磷、铁等。常饮柠檬汁不仅可美白肌肤，还能抵抗黑色素沉积，达到祛斑的作用。

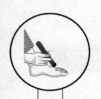

痤疮：灸尺泽

病解 → 对症施灸 → 自我取穴 → 健康贴士

【病解】

痤疮，又称粉刺、暗疮，中医学称面疮、酒刺，是皮肤科常见病、多发病。据统计，在青春期男性有95%、女性有85%患过不同程度的痤疮，所以大家称其为"青春痘"是很贴切的。痤疮是一种发生于毛囊皮脂腺的慢性皮肤病，多发于头面部、颈部、前胸、后背等皮脂腺丰富的部位。多因肺气不清，外受风热引起，也有因胃热蕴蒸所致。治疗则以清肺为主，辅以调理胃经气血。

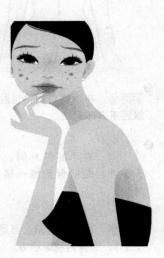

【对症施灸】

取穴：尺泽。

灸法：悬灸，10~20分钟，每天1次，5~7天为1个疗程，每疗程间隔2天。若在尺泽的基础上加灸梁门，则如锦上添花，可以收到事半功倍之疗效。

【自我取穴】

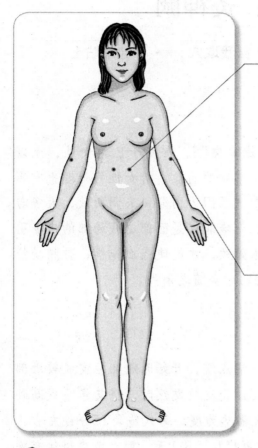

❶ 梁门穴　在上腹部，当脐上4寸，距前正中线2寸。

❷ 尺泽穴　在肘横纹中，肱二肌肌腱桡侧凹陷处。

健康贴士

　　面部油脂分泌过多可以适当用硫磺皂、生理盐水等清洗。饮食方面要注意"四少一多"：即少吃辛辣食物（如辣椒、葱、蒜等），少吃油腻食物（如动物油、植物油等），少吃甜食（如糖类、甜点），少吃"发物"（如狗肉、羊肉等），适当多吃凉性蔬菜、水果，但谨防食用过量引起胃病。

除黄褐斑：灸神阙

病解 ➡ 对症施灸 ➡ 自我取穴 ➡ 健康贴士

【病解】

黄褐斑又名肝斑，俗称"蝴蝶斑"，常发于已婚女性，尤以女性分娩前后多见，是一种影响容貌的病症，对女性的心理也有影响。现代医学认为，黄褐斑的发病原因为内分泌失调所致，大多与肝、脾、肾三脏功能失调有关，而绝非仅是面部皮肤局部的病变引起。因此，只有内外结合、标本兼顾，才能使气血充盛，脏腑功能正常，阴阳协调，只有这样黄褐斑才会随之消失。

【对症施灸】

取穴：神阙。

灸法：温和灸，即将艾卷一端点燃，开始时放在距皮肤较近部位的穴位上熏烤。当患者感觉灸疗处皮肤发热时，将艾卷略提高到一定位置，使患者感觉既舒适又温热为度，每穴施灸15分钟左右，每天施灸1次，7天为1个疗程，每疗程间隔1天。面部黄褐斑伴有腰膝酸软、手足心热、烦躁易怒、头晕目眩者，加肝俞、命门、太溪穴；经前数日出现乳房及头胀痛、痛经、经量少且色暗红者，加血海、三阴交、气海、曲池穴；神疲懒言、少气乏力、食欲不振、大便溏薄、月经过少、点滴而净者，加灸足三里、百会、中脘、关元穴。

【自我取穴】

❶ 中脘穴　在上腹部，前正中线上，当脐中上4寸。

❷ 神阙穴　在腹中部，脐中央。

❸ 气海穴　在下腹部，前正中线上，当脐中下1.5寸。

❹ 关元穴　在下腹部，前正中线上，当脐中下3寸。

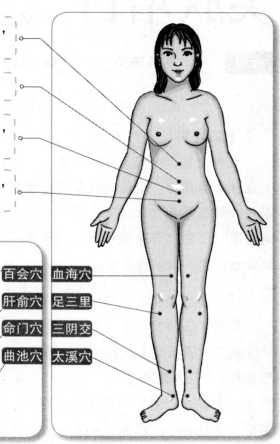

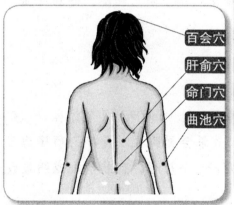

百会穴	血海穴
肝俞穴	足三里
命门穴	三阴交
曲池穴	太溪穴

健康贴士

日常做好防晒工作，避免长时间日晒，一般每天接受日晒不要超过半小时。避免使用大量"感光性"食物，如芹菜、白萝卜等，应经常食用富含维生素C的食品，如大枣、韭菜、菠菜、橘子、白菜、冬瓜、西红柿、大葱等。保证充足睡眠，适当运动，使皮肤吸收及排泄功能保持正常。

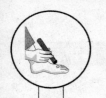

美肤增白：灸三阴交

病解 → 对症施灸 → 自我取穴 → 健康贴士

【病解】

肤色焦黯，一般会表现为萎黄、苍白或焦黑，肤色没有光泽而且往往质感粗糙。引起此现象的主要原因是由于气血不足，治疗此病的关键也是养气血。气血不得其养，无论怎样在面部施治，也没有效果。三阴交与中脘配合，其意义就在于阴阳相配，调和气血。这是治疗此类病症的基础。

【对症施灸】

取穴：三阴交。

灸法：悬灸，10~20分钟，每天1次，5~7天为1个疗程，每疗程间隔2天。若配灸中脘、心俞穴效果会更明显。灸疗的顺序为三阴交→中脘→心俞，一般连续治疗2~3个疗程，症状消失或明显改善后，继续一个疗程即可停止。

【自我取穴】

❶ 心俞穴　在背部，当第5胸椎棘突下，旁开1.5寸。

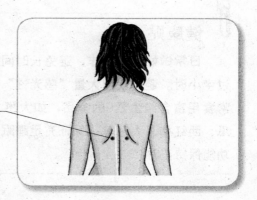

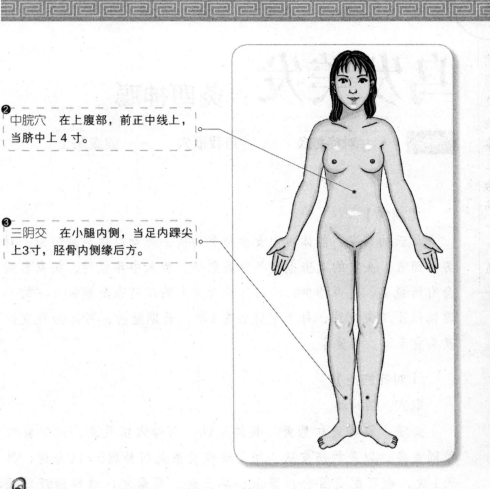

❷ 中脘穴　在上腹部，前正中线上，当脐中上4寸。

❸ 三阴交　在小腿内侧，当足内踝尖上3寸，胫骨内侧缘后方。

健康贴士

改善肤色焦黯，日常生活中还要在对的时间做对的事，具体如下：

白天：洗面奶清洁皮肤，保湿化妆水平衡皮肤，眼霜修护眼部皮肤，保湿乳液滋润皮肤。

晚上：在彻底清洁皮肤后，要用修护晚霜。使用的产品一定要含有保湿成分（HA）及抗氧化成分。每天几分钟的按摩会使保养工作事半功倍。

每周：要使用适合自己肤质的面膜，以补充皮肤中缺少的营养及水分，根据皮肤的情况及选用的产品来决定祛角质的时间和频率。

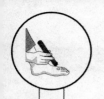

乌发美发：灸四神聪

病解 ➡ 对症施灸 ➡ 自我取穴 ➡ 健康贴士

【病解】

如云的秀发，能体现出女性特有的美，是女性独有的骄傲。对男性而言，头发的茂密也是年轻的象征。步入中年以后，头发自然会有所脱落，变得稀少，故而男性对头发的疏密也是非常关注的。遵循以下艾灸疗法，每天早晚各做1次，长期坚持，可防治脱发以及头发干燥、枯黄等。

【对症施灸】

取穴：四神聪。

灸法：隔姜灸和悬灸。具体地说，头部穴位悬灸，而腰背穴位隔姜灸，以免灼伤皮肤。用艾炷或艾条灸四神聪5~10分钟，每天1次，也可配灸百会、肾俞、足三里、膈俞穴，这样治疗效果会更好。

【自我取穴】

❶ 足三里　在小腿前外侧，当犊鼻下3寸，距胫骨前缘一横指（中指）。

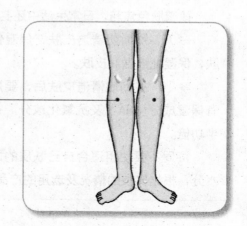

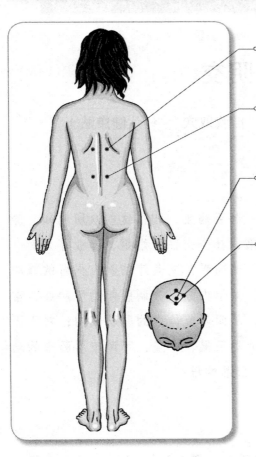

❷ 膈俞穴　在背部，当第7胸椎棘突下，旁开1.5寸。

❸ 肾俞穴　在腰部，当第2腰椎棘突下，旁开1.5寸。

❹ 百会穴　在头部，当前发际正中直上5寸，或两耳尖连线中点处。

❺ 四神聪　位于头顶部，当百会穴前后左右各1寸处，共4个穴位。

健康贴士

梳头讲究：不能用太密的梳子，最好用木梳。梳头不能乱来，应从前额开始向后梳。如用手指，稍用力在头皮上按摩，对头发的养护很有好处。

不湿发睡觉：头发未干睡觉易引发疾病，如头痛、脱发等。同时，最好自然晾干，不要常用吹风机，防止头发干燥。

牵拉头发：五指微叉开，手指插进头发根部，轻轻夹住头发，垂直向上牵拉头发20～30次。牵拉时力度不要过大，微痛即可，以防拉断头发。每天睡前坚持做一次，也可乌发美发。

简易艾灸养生治病一本通

减肥：灸三阴交

病解 → 对症施灸 → 自我取穴 → 健康贴士

【病解】

"肥胖是疾病的根源"，一胖百病生，相信这些众所周知。除此之外，它还影响人的外在形象、社会交往、婚姻、就业等方面。那么，怎样才能消除这些可恶的赘肉呢？艾灸疗法就有很好的减肥效果，而且不会产生不良反应。对于内分泌失调引起的肥胖症，常灸三阴交穴可调节内分泌功能，从而调节体内的脂肪代谢；对于因摄食过多引起的肥胖症，通过灸足三里、丰隆，可调节胃肠道的功能，减少食物的摄入，从而减少脂肪的堆积。

【对症施灸】

取穴：三阴交。

灸法：悬灸，每次灸10~20分钟，隔日1次，10次为1个疗程。摄食过多引起的肥胖症，加灸三焦俞、足三里、丰隆。灸的时候每次选主穴搭配一个配穴灸治，每穴每天灸1次，10次为1个疗程。感觉以温热为度，建议每月1个疗程，连续治疗6个月。

此灸法结合其他控制体重的疗法同时进行，可以增强其他疗法的效果，比如可明显增强节食、运动等减肥方法的效果。如果单纯使用灸法，疗效可能比较弱。

【自我取穴】

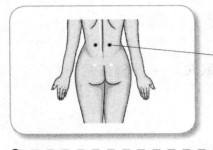

❶ 三焦俞　在腰部，当第1腰椎棘突下，旁开1.5寸。

❷ 足三里　在小腿前外侧，当犊鼻下3寸，距胫骨前缘一横指（中指）。

❸ 丰隆穴　在小腿前外侧，当外踝尖上8寸，条口外，距胫骨前缘二横指（中指）。

❹ 三阴交　在小腿内侧，当足内踝尖上3寸，胫骨内侧缘后方。

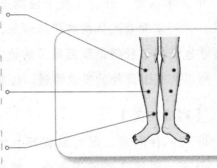

健康贴士

（1）控制每天总热量的供给。力求做到每天按标准体重供给所需的蛋白质，糖类每天最好控制在200克以下，其余热量以植物脂肪补足，尽量少食动物性脂肪，以免导致胆固醇增多而并发动脉粥样硬化。

（2）坚持体力劳动或体育锻炼，以增加热能的消耗，与饮食控制配合应用是最理想的减肥方法。应注意体育锻炼要以生理耐受量为度，但要持之以恒。步行是最适宜、最安全的活动，值得推广。气功是我国古老的健身运动，尤其是回春功中的部分功法对减肥有肯定的疗效，值得一试。

（3）可以敲击带脉，躺在床上，然后用手轻捶自己的左右腰部。经常敲打带脉也可以有效减掉腰部赘肉。

丰胸：灸神阙

病解 → 对症施灸 → 自我取穴 → 健康贴士

【病解】

中医学认为：肚脐正处于任脉上神阙穴的穴位，与任脉督脉同为表里，共同掌管着人体所有经络和脉，肚脐是五脏六腑的根本，而且现代医学也证明了肚脐是腹部最薄的地方。因为脐部对外界的刺激也较敏感，所以有利于药物的吸收渗透。临床证明常灸神阙穴可以丰胸。

【对症施灸】

取穴：神阙穴，配穴取腹部其他穴位。

灸法：用温灸棒或温灸盒，每次每穴灸5~10分钟，每天1次，30次为1个疗程。

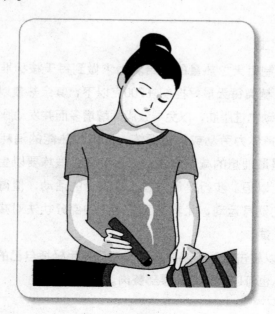

【自我取穴】

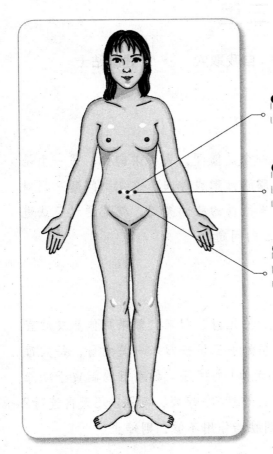

❶ 神阙　在腹中部，脐中央。

❷ 天枢　在腹中部，平脐中，距脐中2寸。

❸ 气海　在下腹部，前正中线上，当脐中下1.5寸。

 健康贴士

　　艾灸最好选择洗澡以后，因为洗澡后身体的血液循环会加速，更助于艾灸功效的发挥；每次艾灸后要立即喝些温开水；另外，多吃木瓜、猕猴桃、猪蹄、牛奶等食物也可让胸部更丰满。

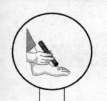

瘦腰：灸手三里

病解 → 对症施灸 → 自我取穴 → 健康贴士

【病解】

　　腰部一般容易出现的问题一个是僵硬，失去柔韧性；另一个是容易扭伤；再一个是容易堆积脂肪，形成赘肉。这几个问题一则对健康不利，同时也不美观。这里所说的腰部健美，就是通过灸法进行调养，以预防和控制这三方面的问题。

【对症施灸】

　　取穴：手三里。

　　灸法：悬灸手三里穴，配加关元俞、归来穴效果更佳。艾炷直接灸关元俞、归来，灸疗的顺序为手三里→归来→关元俞，每穴每次10~20分钟，每天1次，3~5天为1个疗程。如果目的侧重于减除腰部赘肉，可以5次为1个疗程，连续2个疗程，间隔2~5天再连续2个疗程。如果效果不理想，说明祛脂作用不够，则停止。

【自我取穴】

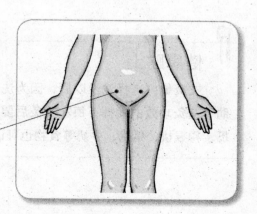

❶
归来穴　在下腹部，当脐下4寸，距前正中线2寸。

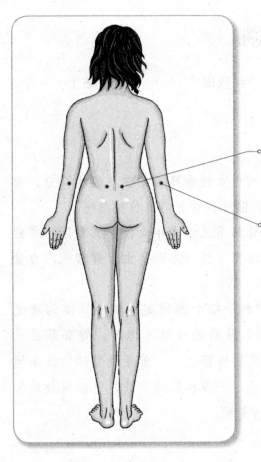

❷ 关元俞　在腰部，当第5腰椎棘突下，旁开1.5寸。

❸ 手三里　在前臂背面桡侧，当阳溪与曲池连线上，肘横纹下2寸处。

健康贴士

　　腰部健美还可采取腰部按摩法：平卧，先将两手搓热，然后双手叠按在肚脐周围，沿顺时针方向按摩50次，注意用力要均匀，以热感渗透肌肉为佳。或将两手掌摊开，分别放在脐旁，适当用力向两侧分摊至腰部，反复做1~3分钟，也以热感渗透肌肉为佳。

美臀：灸环跳

病解 → 对症施灸 → 自我取穴 → 健康贴士

【病解】

臀部和胸部、腰部一样是构成女性曲线美的重要组成部分，而大多数女士只注重胸部和腰部的锻炼，臀部则往往被忽略。

松弛、下垂和过于丰满的臀部多见于中年女性，其原因一方面是由于脂肪在腰背部及大腿部堆积，另一方面是由于臀部肌肉力量减弱而形成的松弛现象。

人体正常的臀部，不仅有利于躯干的稳定和减轻肢体的承受力，而且能添加女性的曲线美。从后面观察人体时，臀部是目光的焦点，臀部的线条也是女性美的特征之一。若希望臀部的线条优美、协调，可以选择艾灸法。通过艾灸和肌肉锻炼，可以有效地加快脂肪代谢，还你紧实、上翘的美臀。

【对症施灸】

方法一 取穴：环跳。

主治：增强臀部皮下脂肪的代谢能力，消除多余脂肪，同时对下肢痿痹、腰痛、阳痿、便秘等有疗效。

方法二 取穴：承扶。

主治：可增强臀大肌细胞的代谢能力，使肌纤维的活性增加，同时对痔疮和腰骶臀股部疾病有效。

灸法：使用艾灸仪或艾绒作用在以上穴位上，艾灸时间为15~30分钟/次，每天或隔天1次，10次为1个疗程。

【自我取穴】

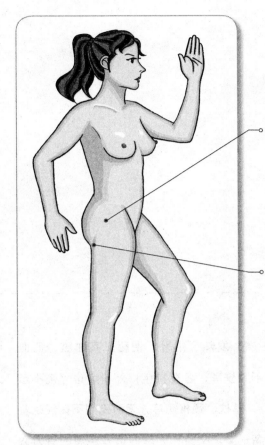

❶ 环跳　在股外侧部，侧卧臀部，当股骨大转子最凸点与骶管裂孔连线的外1/3与中1/3交点处。

❷ 承扶　在大腿后面，臀下横纹的中点。

健康贴士

在灸治的同时可以做一些提臀、美臀操。

第一套：双脚并拢，原地站立；膝盖弯曲，下蹲，同时抬起双臂以保持身体平衡；保持10秒钟后还原，重复15次。可提升、紧实臀部及大腿肌肉。

第二套：手扶栏杆（窗台、椅背也可）站立，将右腿最大限度后踢15次，然后换左腿，此锻炼法可消除脂肪，紧实并提升后臀。

第四章
灸治"内忧外患"

内科病千奇百怪，如感冒、头痛、发热、中暑、便秘、高血压、低血压、高脂血症、糖尿病等，真可谓不胜枚举，各有特色；外科病也"毫不示弱"，从头到脚，无孔不入，如痔疮、落枕、颈椎病等，无时无刻不在侵袭着人们的健康。但是，魔高一尺，道高一丈，艾灸作为降服诸多疾患的有力武器，不妨让其在诊治内科、外科疾病时，与患者一起携手联袂，朝夕做伴。

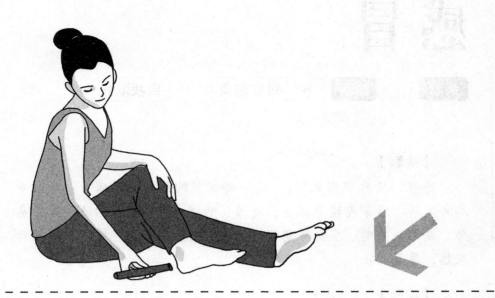

简易艾灸养生治病一本通

感冒

病解 → 诊断 → 对症施灸 → 自我取穴

【病解】

感冒，又称"伤风"，是一种常见的外感性疾病。一年四季均可发病。临床表现为鼻塞、流涕、咽痛、打喷嚏、怕冷，继发头痛、发热、咳嗽、全身酸痛等。因外感病邪的不同，感冒有风寒和风热、暑湿之分。

【诊断】

风寒感冒 是风寒之邪外袭、肺气失宣所致。症状可见：恶寒重、发热轻、无汗、头痛身痛、鼻塞流清涕、咳嗽吐稀白痰、口不渴或渴喜热饮、苔薄白。治法应以辛温解表为主。

风热感冒 是风热之邪犯表、肺气失和所致。症状表现为发热重、微恶风、头涨痛、有汗、咽喉红肿疼痛、咳嗽、痰黏或黄、鼻塞黄涕、口渴喜饮、舌尖边红、苔薄白微黄。风热感冒多见于夏秋季，外感风热所致。

暑湿感冒 是因夏季闷热，湿度比较大，在这个时候大家都比较贪凉，比如吹空调等感受了风寒之邪所致。症状主要表现为发热重、恶寒轻，一般患者没有寒冷的感觉，只是发热，出汗多但是不解热。

【对症施灸】

方法一 取穴：迎香、印堂、上星、睛明、攒竹、太阳。咽干加灸天突穴、大椎穴。

灸法：用清艾条从迎香开始顺鼻梁往上灸至印堂、上星；然后从印堂沿睛明、攒竹到太阳。每处灸15分钟，灸至皮肤潮红为度。

提示：适用于风寒型感冒。服药后可喝些热粥或热汤，微微出汗，以助药力驱散风寒。

方法二 取穴：大椎、风门、足三里、肺俞、风池。鼻塞加迎香；咳嗽加灸天突；头痛加灸太阳、印堂。

灸法：采用温和灸施灸，每次灸20～30分钟，每天1～2次，5～7天为1疗程。或采用隔姜灸，取如花生米大小的艾炷，每穴灸5～7壮，每天1次，连续7天为1个疗程。

提示：适用风热型感冒。此法有舒风散邪、宜肺解表之功。

方法三 取穴：大椎、肺俞、委中。

灸法：采用温和灸，每穴灸20分钟。或隔姜灸，每穴灸3～5壮。每天2～3次。

提示：适用暑湿感冒，此法有辛凉解表、清利肺气之功。

【自我取穴】

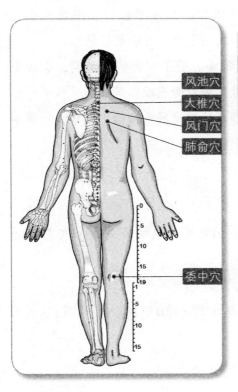

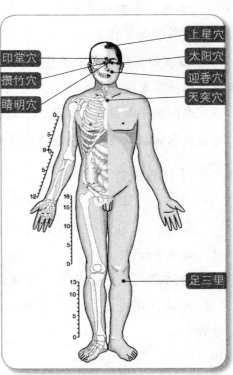

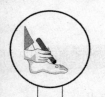

咳 嗽

病解 → 诊断 → 对症施灸 → 自我取穴 → 健康贴士

【病解】

咳嗽是呼吸系统常见的病症，中医学认为，本病多由外邪侵袭、肺气失宣所致，也可由于脏腑功能失调累及肺脏，使肺气失其肃降而发生。

【诊断】

咳嗽分干、湿两种。

干咳，会有昏昏沉沉、灼热的感觉，又咳不出痰。经常见于感冒、支气管炎及肺炎初期。长时间持续的干咳，可能是肺结核。

湿咳的症状是咳个不停且喉咙带痰。若干咳的症状加剧，会演变成湿咳。常发生于肺部疾病、支气管扩张及心脏瓣膜等疾病。咳嗽严重或咳嗽时痰中带血或呈绿色，最好能尽快接受医生诊治。此外，也需留意有无胸痛、头痛、腹痛或发烧等症状。

【对症施灸】

方法一 取穴：肺俞、中脘、关元、足三里。

灸法：采用温和灸法，每穴灸20分钟。或隔姜灸，每穴灸3～5壮。每天2～3次。

方法二 取穴：膻中、膏肓俞。

灸法：用艾条温和灸，每次每穴15～20分钟。艾罐灸20～30分钟。

【自我取穴】

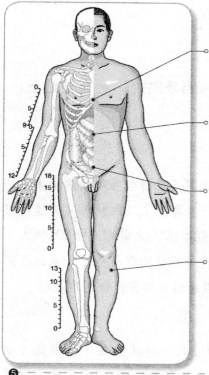

❶ 膻中　在胸部,当前正中线上,平第4肋间,两乳头连线的中点。

❷ 中脘　在上腹部,前正中线上,当脐中上4寸。

❸ 关元　在下腹部,前正中线上,当脐中下3寸。

❹ 足三里　在小腿前外侧,当犊鼻下3寸,距胫骨前缘一横指(中指)。

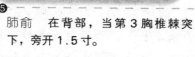

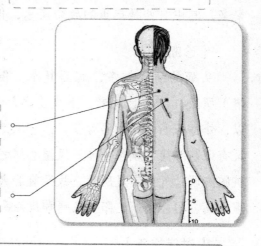

❺ 肺俞　在背部,当第3胸椎棘突下,旁开1.5寸。

❻ 膏肓俞　在背部,当第4胸椎棘突下,旁开3寸。

健康贴士

　　咳嗽为四季常见病,平时生活应随季节变化增减衣物,防止感冒,饮食宜清淡,少食油腻之物。下面为读者朋友提供一条民间小秘方。

　　萝卜蜂蜜饮:白萝卜5片,生姜3片,大枣3枚,蜂蜜30克。 将萝卜、生姜、大枣加水适量煮沸约30分钟,去渣,加蜂蜜,再煮沸即可,每天1～2次。本饮可起到散寒宣肺、祛风止咳的作用。治疗伤风咳嗽,以风寒感冒咳嗽为宜。

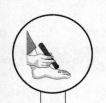
头痛

病解 → 诊断 → 对症施灸 → 自我取穴 → 健康贴士

【病解】

头痛是临床上常见的症状之一，尤其是在神经系统疾病中多见，通常是指局限于头颅上半部，包括眉弓、耳轮上缘和枕外隆突连线以上部位的疼痛。其病因十分复杂。发病率高，人群中几乎90%的人一生中都有头痛发作，有人称头痛是仅次于感冒的常见病。头痛的原因繁多，其中有些是严重的致命疾患，但病因诊断常比较困难。

【诊断】

头痛的病因较多，病因复杂。但多因外感（六淫）和内伤（七情）所致。"伤于风者，上先受之"，"高顶之上，唯风可到"。所以，外感头痛，以风邪为多，因"风为百病之长"，为病每多兼挟，故又有风寒头痛、风热头痛、风湿头痛之分。内伤头痛，多因七情内伤、脏腑失调、气血不足所致，故又有肝火头痛、血瘀头痛、血虚头痛、气虚头痛、阴虚头痛、阳虚头痛和痰浊头痛之分。

【对症施灸】

方法一 取穴：风府、风池、列缺、合谷、大椎穴。

灸法：每次选1~2个穴位，采用温针灸法，用毫针刺入穴位，得气后，将一段长约2厘米的艾条插在针柄上，点燃施灸，可重复灸1~2次。

方法二 取穴：百会、太阳、列缺、合谷穴；前头痛加灸印堂、阳白；头顶痛加灸太冲、涌泉；后头痛加灸风池、昆仑。

灸法：采用艾条温和灸，每次选用6～8个穴位，每穴灸5～10分钟，身体偏寒、虚者可灸20分钟，每天灸1次。

【自我取穴】

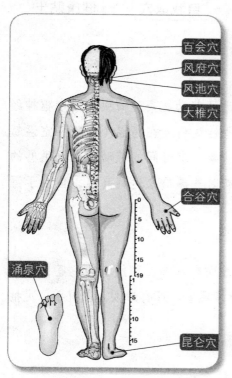

百会穴
风府穴
风池穴
大椎穴
合谷穴
涌泉穴
昆仑穴

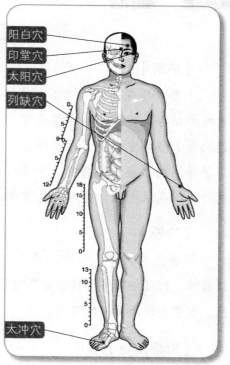

阳白穴
印堂穴
太阳穴
列缺穴
太冲穴

健康贴士

　　若长期待在封闭的环境中，不妨离开座位出去呼吸一下新鲜空气。每小时要让眼睛休息5分钟，最好向远处眺望，这样也有助于预防头痛。工作压力再大也要注意：让"忙时"不要太忙，见缝插针地娱乐一下，"闲时"也不要太闲，肯定会帮助你远离头痛。

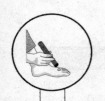
中暑

病解 → 诊断 → 对症施灸 → 自我取穴 → 健康贴士

【病解】

中暑是指在高温环境下人体体温调节功能紊乱而引起的中枢神经系统和循环系统障碍为主要表现的急性疾病。在高温（一般指室温超过35℃）环境中或炎夏烈日曝晒下从事一定时间的劳动，且无足够的防暑降温的措施，常易发生中暑。有时气温虽未达到高温，但由于湿度较高或通风不良，亦可发生中暑。

【诊断】

患者先有头痛、头晕、恶心，继而有口渴、胸闷、脸色苍白、冷汗淋漓、脉搏细弱或缓慢、血压偏低等现象。可有晕厥，也有手、足抽搐。重者出现周围循环衰竭。

【对症施灸】

方法一 取穴：大椎、曲池、神阙、气海、关元穴。

灸法：采用艾条温和灸法，每穴灸3~5分钟，或采用艾炷隔盐灸法，每穴灸3~5壮，壮数不限，以苏醒为度。

神阙、气海、关元穴也可采用艾炷隔姜灸法，施灸时用温水擦拭身体，直到症状缓解为止。

方法二 取穴：大椎、曲池、合谷、内关、神阙、足三里穴。

灸法：采用艾炷隔盐灸，在神阙穴上灸5~7壮，其他穴位灸5~7壮。或采用艾条温和灸法，每穴灸10~15分钟。

【自我取穴】

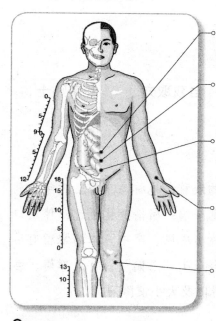

❶ 神阙　在腹中部，脐中央。

❷ 气海　在下腹部，前正中线上，当脐中下1.5寸。

❸ 关元　在下腹部，前正中线上，当脐中下3寸。

❹ 内关　在前臂掌侧，当曲泽与大陵的连线上，腕横纹上2寸，掌长肌肌腱与桡侧腕屈肌肌腱之间。

❺ 足三里　在小腿前外侧，当犊鼻下3寸，距胫骨前缘一横指（中指）。

❻ 大椎　在后正中线上，第7颈椎棘突下凹陷中。

❼ 曲池　在肘横纹外侧端，屈肘，当尺泽与肱骨外上髁连线中点。

❽ 合谷　在手背，第1、第2掌骨间，当第2掌骨桡侧的中点处。

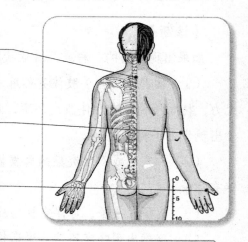

健康贴士

　　为防止中暑，应保持室内通风，降低室温，室内最起码要有电扇通风、降温；高温下工作时间不宜过久，每天尽量不要超过8小时；降低劳动强度，备好防暑降温饮料，尽量多补充淡盐开水或含盐饮料；保证充足睡眠，多吃些营养丰富的水果和蔬菜；尽量穿透气、散热的棉质衣服。

中风

病解 → 诊断 → 对症施灸 → 自我取穴 → 健康贴士

【病解】

中风是中医学对急性脑血管疾病的统称，也称为卒中。近年发病年龄也趋向年轻化，因发病急骤，症见多端，病情变化迅速，伴发口角歪斜、语言不利而出现半身不遂，故名中风、卒中。本病常留有后遗症，留下的最常见的后果就是患者会产生"三偏"、言语障碍、吞咽障碍、认知障碍、日常活动能力障碍以及大小便障碍。

【诊断】

如果出现下面的一种或几种症状时，可能是中风的前兆：

（1）面部或（和）肢体突然麻木、无力，尤其是一侧肢体麻木和无力，持物不稳，有时伴肌肉痉挛，走路时虽未遇路障，却突然跌倒或者出现步态不稳症。

（2）一只眼或双眼突然短暂发黑或视物模糊，突然看东西重影或伴有眩晕。

（3）头痛、头晕，可伴有视物旋转、恶心、呕吐等。

（4）突然出现吐字不清，说话错乱甚至不能说话等现象。

【对症施灸】

方法一 取穴：神阙穴。

灸法：取食盐、艾绒适量，将艾绒制成艾炷，食盐研成细末，先用凡士林涂神阙穴，再用细盐填满神阙穴，上置大艾炷施灸，直至苏醒。

方法二 取穴：神阙、关元、气海穴。

灸法：采用艾炷隔姜灸，取麝香、半夏、皂荚各1克，研成粉末填脐中，将生姜切成薄片置于脐中，上放艾炷施灸3～7壮，并灸关元、气海两穴各20壮。

【自我取穴】

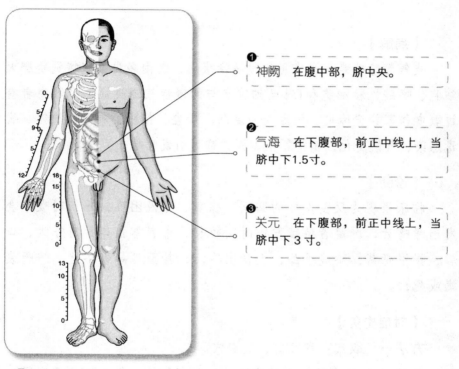

❶ 神阙　在腹中部，脐中央。

❷ 气海　在下腹部，前正中线上，当脐中下1.5寸。

❸ 关元　在下腹部，前正中线上，当脐中下3寸。

健康贴士

中风患者要少食多餐，每餐进食不应过量。恢复早期应以流食或半软饭为主，如酸牛奶、小米粥、软面条、馄饨等。在食物的选择上要注意减少肉类食品，如羊肉、动物内脏、蛋黄等，尤其是肥肉。因为此类食品性属温热，多食易导致痰热内生，郁而化火。应减少食盐和含糖量过高的食品，将每日食盐的摄取量控制在3～5克，这样有利于降低血压，减轻血管和心脏的负担。

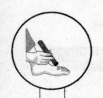

支气管哮喘

病解 → 诊断 → 对症施灸 → 自我取穴 → 健康贴士

【病解】

支气管哮喘是一种常见的过敏性疾病，是由多种细胞特别是肥大细胞、嗜酸性粒细胞和T淋巴细胞参与的慢性气道炎症，多数患者有过敏史和家族遗传史。病因较为复杂，粉尘、花粉、刺激性气体、病毒感染、气候变化、精神紧张等因素都可引发哮喘。

【诊断】

临床表现为反复发作的胸闷、咳嗽、呼吸困难，呼气时喉中会发出哮鸣音，严重者持续发作时间较长，患者常张口抬肩呼吸，口唇、指甲青紫，不能平卧，大量出冷汗，甚至可导致昏迷、呼吸衰竭或死亡。

【对症施灸】

方法一 取穴：膏肓俞、气海穴。

灸法：在夏季三伏天时化脓灸，每年1次，连续3年为1疗程。

方法二 取穴：大椎、风门、肺俞、膏肓俞、脾俞、肾俞、膻中、气海穴。

灸法：每次选3~4个穴位，每穴灸3~5壮，隔日1次，3次为1疗程，在夏季三伏天灸，连续灸治3年以上，对本病有较好的预防作用。

方法三 取穴：肺俞、膻中、大椎、定喘穴（第7颈椎旁开0.5寸）。痰多者加灸丰隆穴，喘重者加灸天突穴，胸闷者加灸内关穴；缓解期加足三里、肾俞、膏肓俞、气海穴。

灸法：采用艾条灸或艾炷隔姜灸。每次每穴灸15分钟或3～5壮，每天1次。

【自我取穴】

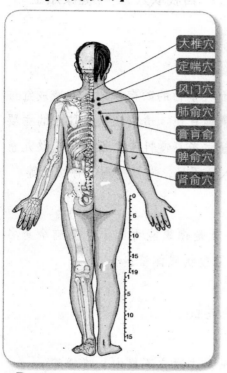
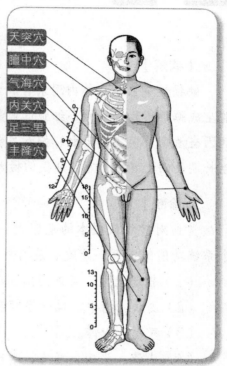

大椎穴
定喘穴
风门穴
肺俞穴
膏肓俞
脾俞穴
肾俞穴

天突穴
膻中穴
气海穴
内关穴
足三里
丰隆穴

健康贴士

哮喘患者如有明确过敏源不要接触过敏源，尽量不要进食鱼、虾、蟹等易过敏的食物。治疗期间应注意保养，气候转变时应注意保暖。戒烟是减少哮喘发作和防止哮喘加重的有效措施。

中医学认为冬天易得的病，在夏天治疗会取得较好的治疗效果，对于虚喘的患者多在三伏天施灸，以增加患者的免疫力，达到扶正治病的目的。灸疗多用于治疗虚证引起的哮喘，在哮喘发作期只是一种辅助治疗的手段，持续的哮喘还应到医院治疗。

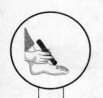
缺铁性贫血

病解 → 诊断 → 对症施灸 → 自我取穴 → 健康贴士

【病解】

缺铁性贫血是指体内用来合成血红蛋白的贮存铁缺乏，造成红细胞生成障碍所致的一种小细胞低血素性贫血。造成缺铁性贫血的主要病因有溃疡、消化道出血、妇女月经过多等慢性失血性疾病以及儿童生长期及妇女妊娠、哺乳期铁的摄入量不足，慢性腹泻、胃切除等。

【诊断】

贫血对健康最根本的危害之一就是携氧能力低下，影响全身各个系统功能的发挥，导致一系列常见症状或体征：

（1）软弱无力、疲乏困倦。

（2）皮肤、指甲、口唇等颜色苍白。

（3）气短、心悸。

（4）头晕、头痛、耳鸣、眼花、注意力不集中、嗜睡等。

（5）食欲减退、腹部胀气、恶心、便秘等等。

【对症施灸】

方法一 取穴：膈俞、脾俞穴。

灸法：温和灸，每次每穴15～20分钟，长期坚持。

刺激这两个穴位可以促进骨骼的造血功能。背部的穴位不宜艾灸，可以使用艾灸盒。

方法二 取穴：足三里、合谷、膏肓俞、气海、大椎穴。

灸法：采用艾条温和灸法，每次选2～3个穴位，每穴灸5～10

分钟，以局部温热潮红为度，每天1次，10次为1个疗程。

【自我取穴】

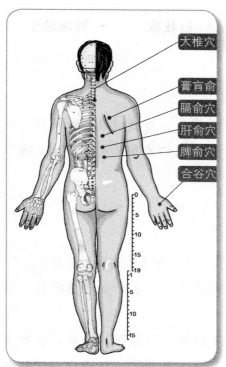

大椎穴

膏肓俞

膈俞穴

肝俞穴

脾俞穴

合谷穴

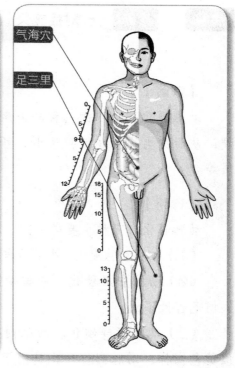

气海穴

足三里

健康贴士

　　缺铁性贫血可多吃动物的内脏，如心、肝、肾以及牛肉、鸡蛋黄、大豆、菠菜、红枣、黑木耳等。多补充富于营养和高热量、高蛋白、多维生素、含丰富无机盐的饮食，以助于恢复造血功能。避免过度劳累，应保证睡眠时间。

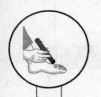
动脉硬化

病解 → 诊断 → 对症施灸 → 自我取穴 → 健康贴士

【病解】

动脉硬化是动脉的一种非炎症性病变，可使动脉管壁增厚、变硬，从而失去弹性和管腔狭小。可诱发或加重糖尿病、肝癌、高血压等。

【诊断】

动脉硬化有三种主要类型：

（1）细小动脉硬化。小动脉病变，主要发生在高血压患者身上。

（2）动脉中层硬化。中型动脉病变，不常产生明显症状，对人们危害性不大。

（3）动脉粥样硬化。动脉内壁有胆固醇等脂质积聚，看起来似黄色粥样，动脉粥样硬化是由于脂质代谢异常，沉着于动脉管壁引起管壁增生硬化的一种全身性疾病。常发生于家族性肥胖及从事紧张工作的人，或素有高血压、糖尿病、高脂血症等疾病的人。

【对症施灸】

取穴：足三里、悬钟。头痛、头晕加灸风池、大椎；肢麻加灸外关。

灸法：温和灸，每穴灸15～20分钟，每天1次，15次为1个疗程。

【自我取穴】

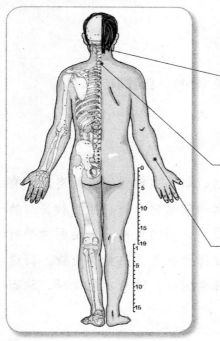

❶ 风池　在项部，当枕骨之下，与风府相平，胸锁乳突肌与斜方肌上端之间的凹陷处。

❷ 大椎　在后正中线上，第7颈椎棘突下凹陷中。

❸ 外关　在前臂背侧，当阳池与肘尖的连线上，腕背横纹上2寸，尺骨与桡骨之间。

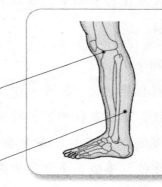

❹ 足三里　在小腿前外侧，当犊鼻下3寸，距胫骨前缘一横指（中指）。

❺ 悬钟　在小腿外侧，当外踝尖上3寸，腓骨前缘。

健康贴士

　　患者日常要注意合理饮食，不要偏食，不宜过量。要控制高胆固醇、高脂肪食物，多吃素食。同时要控制总热量的摄入，限制体重增加。生活要有规律，避免过度紧张；保持足够的睡眠，培养多种情趣；保持情绪稳定，切忌急躁、激动或闷闷不乐。保持适当的体育锻炼，增强体质；多喝茶，不吸烟、酗酒，积极防治老年慢性疾病，如高血压、高脂血症、糖尿病等。

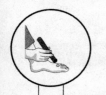

糖尿病

病解 → 诊断 → 对症施灸 → 自我取穴

【病解】

糖尿病是一种多病因的代谢疾病，以高血糖为主要标志。伴有因胰岛素分泌缺陷或作用缺陷而引起的碳水化合物、脂肪和蛋白质代谢紊乱等。糖尿病的发病原因有很多，不过大部分人是因为平时不注意饮食、进食太多，而且多食甘甜油腻等高热量的食物，而造成的脂肪在身体内的积累，造成胰岛素抵抗，胰岛功能受损，从而导致糖尿病。

【诊断】

临床典型症状为"三多一少"，即表现为多饮、多食、多尿、消瘦等症状，需要注意的是，糖尿病早期并没有明显症状。而在不知不觉中发现口渴多饮、多食善饥或食欲减退，进而感觉头昏头痛、容易疲倦、嗜睡、全身无力感、体温不稳、面色萎黄、频尿或夜间多尿、尿味异常、尿液表面呈油状、体重突然减轻、血糖高、尿糖高等症状。糖尿病临床所见，以虚证、热证为多，实证较少，尤以虚热和气阴两虚之证居多。糖尿病患者如果没有妥善治疗或治疗失当，会引起诸多并发症，如视力模糊、白内障、心脏衰弱、高脂血症、半身不遂等。

【对症施灸】

方法一　取穴：脾俞、肺俞、大椎、神阙、关元、足三里穴。烦渴舌燥者加尺泽、鱼际；腰膝酸软且畏寒面浮者加太溪、气海、命门。

灸法：用艾条温和灸或艾灸盒置于腹部施灸，每天1～2次，每次每穴20～40分钟。每10天为1个疗程，疗程间休息3～5天后再继续治疗，3个疗程基本可见理想效果。

方法二 取穴：气海、关元、中脘、足三里、身柱、肾俞、大椎、梁门、肝俞穴。

灸法：采用艾炷隔姜灸，将生姜切成0.3厘米厚的姜片，置于施灸穴位上，点燃施灸。每次取5～7穴，每穴灸3～5壮，每天2次。

方法三 取穴：肺俞、脾俞、胃俞、大椎、足三里、太溪穴。

灸法：采用艾炷隔姜灸法，每穴灸5～10壮。也可采用艾卷温和灸，每次取3～5穴，各灸5～10分钟，每天灸1次，10次为1个疗程。

适用于糖尿病轻症或早期糖尿病患者，对阴阳两虚型患者效果尤佳。

【自我取穴】

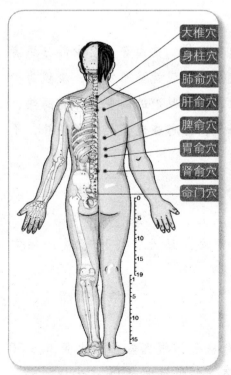

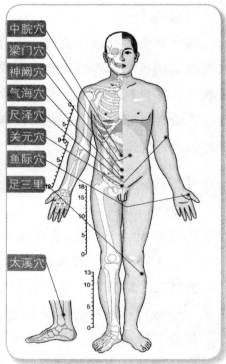

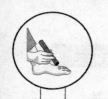

结肠炎

病解 → 诊断 → 对症施灸 → 自我取穴 → 健康贴士

【病解】

结肠炎属于肠道疾病的一种，是以结肠、乙状结肠和直肠为发病部位的肛肠病。表现为直肠、结肠因各种致病原因而导致肠道的炎性水肿、溃疡、出血病变。发病部位在结肠黏膜上，而且会出现小的囊状区域。结肠炎有急性与慢性之分，通常发生在年轻或中年人身上。

【诊断】

常见的全身症状有消瘦、乏力、发热、贫血等。有少部分患者在慢性的病程中，病情突然恶化或初次发病就呈暴发性，表现为严重腹泻，每天10~30次，排出含血、脓、黏液的粪便，并有高热、呕吐、心动过速、失水、电解质紊乱、神志昏迷甚至结肠穿孔，不及时治疗可以造成死亡。

【对症施灸】

方法一 取穴：神阙、中脘、关元、足三里、梁丘穴。

灸法：对上述穴位采用温和灸法，每天艾灸1~2次，每穴10分钟。10天为1个疗程。

方法二 取穴：中脘、神阙、天枢、关元、结肠压痛点、足三里、大肠俞、小肠俞、关元俞。

灸法：可用三眼或四眼艾灸盒施灸，腹部穴位大火灸30~60分钟，后腰部位灸30~60分钟，腿上部位每穴灸15~20分钟。

提示：所有穴位都可用移动灸，每天1次，长期坚持，可见疗效。

【自我取穴】

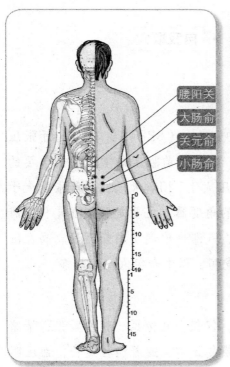

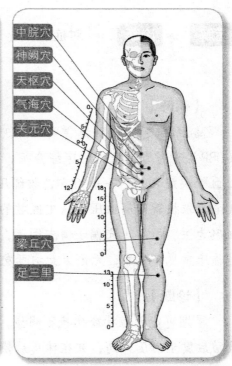

腰阳关
大肠俞
关元俞
小肠俞

中脘穴
神阙穴
天枢穴
气海穴
关元穴
梁丘穴
足三里

健康贴士

　　注意蛋白质及维生素的摄入。在日常饮食中适当多选用一些易消化的优良蛋白质食品，如鱼、蛋、豆制品以及含维生素丰富的嫩绿叶蔬菜、鲜果汁和菜汁等，注意饮食卫生。慢性肠炎患者身体虚弱，抵抗力差，尤其是胃肠易并发感染，因而更应注意饮食卫生。不吃生冷、坚硬及变质食物，禁食酒类以及辛辣、刺激性强的调味品，尽量不要在外面饭店、饮食摊用餐。

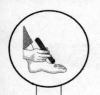

高血压

病解 → 诊断 → 对症施灸 → 自我取穴

【病解】

高血压是一种以体循环动脉收缩压（SBP）和（或）舒张压（DBP）升高为特征的临床综合征，它是目前临床最常见、最重要的心血管疾病之一。一般而言，收缩压大于140毫米汞柱、舒张压大于90毫米汞柱就是高血压。从中医学的角度看，主要是肝阳上亢和气滞血瘀为主。肝阳上亢偏于情志因素，气滞血瘀偏于内伤因素。高血压是临床常见多发病，无论男女均可发病，以中老年人发病居多。

【诊断】

早期可能无症状或症状不明显，仅仅会在劳累、精神紧张、情绪波动后发生血压升高，并在休息后恢复正常。随着病程延长，血压明显的持续升高，逐渐会出现各种症状。此时被称为缓进型高血压病。

当血压突然升高到一定程度时甚至会出现剧烈头痛、呕吐、心悸、眩晕等症状，严重时会发生神志不清、抽搐等。这就属于急进型高血压和高血压危重症，多会在短期内发生严重的心、脑、肾等器官的损害和病变，如中风、心梗、肾衰等。

【对症施灸】

方法一 取穴：百会穴。

灸法：采用艾条雀啄灸，从远处向百会穴接近，当患者感觉烫为1壮，然后将艾条提起，再从远端向百会穴接近，同样患者感觉烫为1壮，如此反复10次为10壮。两壮之间应间隔片刻，以免起泡，隔天灸1次。适用于虚型二期、三期高血压症。

方法二 取穴：足三里、曲池穴。

配穴：涌泉穴。

灸法：采用艾条温和灸法，每穴灸5～10分钟，每天或隔天1次，10次为1疗程。适用于各类高血压症。

【自我取穴】

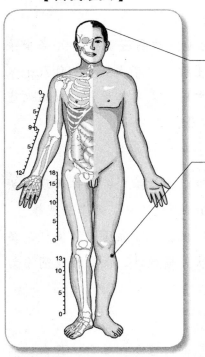

❶ 百会 在头部，当前发际正中直上5寸，或两耳尖连线中点处。

❷ 足三里 在小腿前外侧，当犊鼻下3寸，距胫骨前缘一横指（中指）。

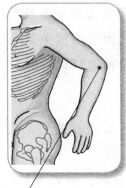

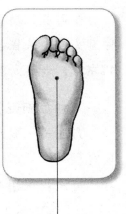

❸ 曲池 在肘横纹外侧端，屈肘，当尺泽与肱骨外上髁连线中点。

❹ 涌泉 在足底部，卷足时足前部凹陷处，约当第2、第3趾趾缝纹头端与足跟连线的前1/3与后2/3交点上。

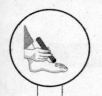

低血压

病解 ➡ 诊断 ➡ 对症施灸 ➡ 自我取穴 ➡ 健康贴士

【病解】

低血压一般指动脉血压的收缩压（俗称高压）低于90毫米汞柱，舒张压（俗称低压）低于60毫米汞柱。老年人低于100/70毫米汞柱，也称为低血压。中医学认为低血压多因身体虚弱、气血两虚所致，一般分为急性低血压和慢性低血压。

【诊断】

急性低血压多见于各种休克和急性心血管障碍，具体表现为头晕、头痛、食欲不振、疲劳、脸色苍白、消化不良、晕车晕船等。

平时我们所说的低血压多为慢性低血压，即血压长期偏低，多伴有头晕、头昏、乏力、易疲劳等症状。据统计，低血压发病率为4%左右，老年人群中可达10%。

【对症施灸】

方法一 取穴：神阙、关元、足三里、百会、脾俞、肾俞、涌泉穴。

灸法：采用艾条灸，每穴灸10分钟，也可用艾炷灸，每穴灸5~7壮，20次为1个疗效。

或采用艾炷无瘢痕灸，每次取2~4穴，将麦粒大小的艾炷置于所取穴位上，各灸3~5壮，隔日灸1次，10次为1个疗程。

适用于慢性低血压。长期坚持，疗效显著。此外，预防高血压病可经常在内关、素髎施灸，效果很好。

方法二 取穴：膻中、气海、三阴交。

灸法：采用艾条温和灸，每穴灸10分钟，每天灸1次，10次为1个疗程。也可用艾炷隔姜灸，每穴灸5~7壮，20次为1个疗效。

适用于急性低血压。如能配合辨证内治，则效果更佳。

【自我取穴】

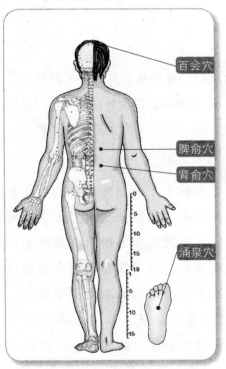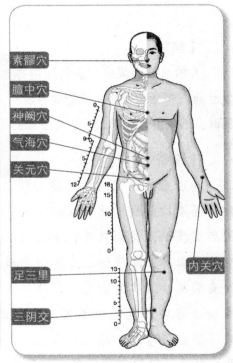

健康贴士

低血压患者宜选择高钠（食盐每天12~15克）、高胆固醇的饮食，如动物脑、肝、蛋黄、奶油、鱼子等，使血容量增加，心排血量也随之增加，动脉紧张度增强，血压将随之上升。平时应积极参加体育锻炼，改善体质，增加营养，多喝水，多喝汤，忌食生冷及寒凉、破气食物，如菠菜、萝卜、芹菜、冷饮等。注意：千万不要吃玉米等降血压类食物！

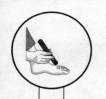

高脂血症

病解 → 诊断 → 对症施灸 → 自我取穴 → 健康贴士

【病解】

人的血液血浆内所含的脂类称为血脂，包括胆固醇、胆固醇酯、三酰甘油、磷脂和未脂化的脂酸等数种。当胆固醇、三酰甘油等均超过正常值时，则统称为高脂血症。高脂血症是动脉粥样硬化的主要发病因素。

【诊断】

高脂血症是以脏腑功能失调、膏脂输化不利而致以痰浊为主要致病因素的疾病。痰浊致病周身无处不到。在临床上的患者中有的因脾虚痰淤阻络而肢麻；有的因肝肾不足聚痰生淤而致头痛眩晕；有的因心脾不足痰淤阻痹胸阳而致胸痹；有的因脾肾两虚痰淤阻窍而成痴呆。这些患者通过化痰浊、行痰淤治疗均可取得一定疗效。高脂血症常因侵犯重要器官而引起严重的后果，如冠心病、糖尿病、脑血管意外、顽固性高血压及肾病综合征、胰腺炎、结石症、脂肪肝等。动脉硬化的发生和发展与血脂过高有着密切的关系。

【对症施灸】

方法一 取穴：关元、丰隆、悬钟、足三里穴。

灸法：采用药艾条温和灸，每穴15分钟，每天1次，共灸30天。也可用艾炷灸，每穴灸5~7壮，20次为1个疗程。

方法二 取穴：脾俞、肝俞、丰隆、内关、足三里、三阴交、中脘穴。

灸法：采用艾条温和灸法，每次取3~5穴，各灸10~15分钟，每天或隔日1次，15次为1个疗程。或采用艾炷隔姜灸，姜片中穿数孔，姜片上放艾炷施灸，每次取3～5穴，各灸3～5壮，每天或隔日1次，15次为1个疗程。

【自我取穴】

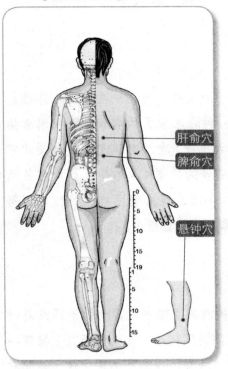

肝俞穴
脾俞穴
悬钟穴

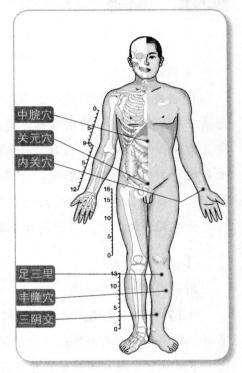

中脘穴
关元穴
内关穴
足三里
丰隆穴
三阴交

📎 健康贴士

　　高脂血症患者提倡清淡饮食，但不宜长期吃素，否则饮食成分不完善，反而可引起内生性胆固醇增高。宜限制高脂肪、高胆固醇类饮食，如动物脑髓、蛋黄、鸡肝、黄油等。

　　糖类食品也要限制，不要吃甜食和零食。多吃蔬菜和水果。宜低盐饮食，饥饱适度，每餐进食量以下一餐就餐前半小时有饥饿感为度。绝对戒烟忌酒：香烟中的尼古丁能使周围血管收缩和心肌应激性增加，使血压升高，心绞痛发作。

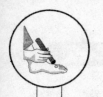
便秘

病解 → 诊断 → 对症施灸 → 自我取穴

【病解】

便秘是指排便次数减少，每2~3天或更长时间一次，无规律性，粪质干硬，常伴有排便困难感，是一种临床常见的症状。便秘患者排便正常时，每天便次1~2次或2~3天排便1次，但粪便的量和便次常受食物种类以及环境的影响。许多患者的排便<3次/周，严重者长达2~4周才排便1次。有的每天排便可多次，但排便困难，排便时间每次可长达30分钟以上，粪便硬如羊粪，且数量极少。

【诊断】

根据病理分为两大类。

（1）功能性便秘：功能性便秘的临床主要表现是大便不通或粪便坚硬、有便意而排出困难；或排便间隔时间延长，在两三天以上排便一次。下腹部有钝痛和不适感，排便后可减轻，粪形如羊粪球状，可伴有头痛、眩晕、心悸、气短、烦躁等症状。

（2）器质性便秘：是指大肠发生形态改变而致粪便通过障碍形成的便秘，譬如，肿瘤引起的便秘，多有粪便形状的改变，且常伴有脓血和黏液。突然便闭、腹痛、恶心、呕吐，应考虑到是肠梗阻和肠套叠等疾病。若腹部手术后，则应考虑肠粘连的发生。

【对症施灸】

方法一 取穴：太冲、大敦、大都、支沟、天枢穴。

灸法：温和灸，每次每穴艾灸15~20分钟。或者艾炷隔姜灸，姜片中穿数孔，姜片上放艾炷施灸，每次选3~5穴，每穴灸3~10壮，每天或隔天1次，10天为1个疗程。

提示：适用于功能性便秘。由于天枢的调节作用是双向的，便秘时艾灸可以通便，腹泻时艾灸可以止泻。

方法二 取穴：大肠俞、天枢、支沟、上巨虚穴。

灸法：艾炷无瘢痕灸，在施灸部位上点燃小艾炷，至皮肤感觉灼痛时停止，并更换新艾炷，连灸3~7壮，施灸穴位皮肤充血红润为度。

【自我取穴】

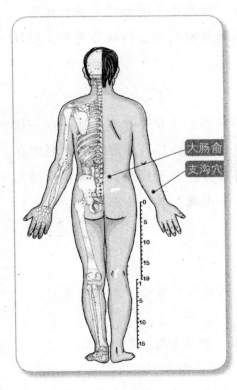
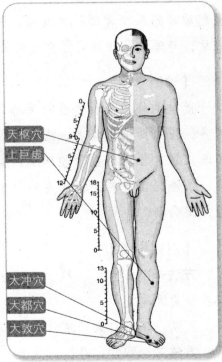

落枕

病解 → 诊断 → 对症施灸 → 自我取穴 → 健康贴士

【病解】

落枕又称"失枕"，是在睡眠后发生的一侧颈项强直，活动受限，患部酸楚疼痛，重者可向同侧肩背及上臂扩散。好发于青壮年，以冬春季多见。落枕的常见发病经过是入睡前并无任何症状，晨起后却感到颈背部明显酸痛，颈部活动受限。这说明病起于睡眠之后，与睡枕及睡眠姿势有密切关系。

【诊断】

落枕的临床表现为晨起突感颈后部、上背部疼痛不适，以一侧为多，或有两侧俱痛者，或一侧重一侧轻。多数患者可回想到昨夜睡眠位置欠佳，检查时颈部肌肉有触痛。由于疼痛，使颈项活动欠利，不能自由旋转，严重者俯仰也有困难，甚至头部强直于异常位置，使头偏向病侧。

【对症施灸】

方法一 取穴：天柱、大椎、阿是穴。背痛者加灸养老穴，头痛者加灸风池穴。

灸法：采用灯火灸法，每穴1壮，每天1次，连灸3天。

方法二 取穴：悬钟、外关、风池、翳风穴。

灸法：采用艾条温和灸，每穴灸10~15分钟。或用艾炷灸，每穴灸3~5壮。

方法三 取穴：风府、哑门、风池、天柱、肩井、肩外俞穴。

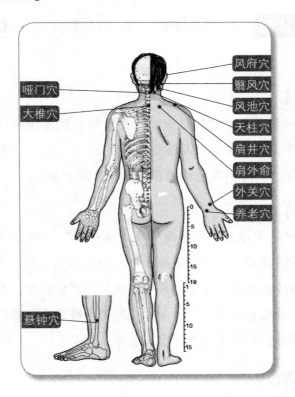

灸法：采用针刺与温罐灸法，自上而下、自内向外进行叩刺，以皮肤潮红为度，然后拔以火罐。

【自我取穴】

哑门穴

大椎穴

风府穴

翳风穴

风池穴

天柱穴

肩井穴

肩外俞

外关穴

养老穴

悬钟穴

健康贴士

预防落枕首先是要有个好的枕头，如枕头最好有中间部分凹型，预防轻易滑落，承托颈部。对于合理的枕头高度，女士应掌握在8~10厘米，男士在10~15厘米为宜。枕头也不能太宽太轻，宽度最好在相当于肩至耳的距离即可，柔软度以易变形为度。

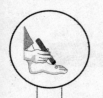

湿疹

病解 → 诊断 → 对症施灸 → 自我取穴 → 健康贴士

【病解】

湿疹是一种常见的过敏性炎症性皮肤病。以皮疹多样性，对称分布、剧烈瘙痒、反复发作、易演变成慢性病为特征。可发生于任何年龄、任何部位、任何季节，但常在冬季复发或加剧。

【诊断】

湿疹，中医学称为"湿毒疮"或"湿气疮"。所谓"毒"，是指一些热毒，令身体产生排斥及敏感反应，而这些热毒可能是由食物、药物或日常用品（如油漆、樟脑丸等）导致。中医学认为，由于体内七成是水分，若水的运行停滞不顺，身体机能受湿阻以致呆滞，身体便会处于"湿"的状态，症状是四肢沉重、水肿、脾胃不和、大便稀薄等。

【对症施灸】

方法一 取穴：肺俞、大椎、曲池穴。配穴为肩髃、环跳、合谷、足三里、阿是穴及奇痒处。

灸法：采用艾条温和灸法，每次选用3~5个穴位，点燃艾条，每次每穴灸15~20分钟。

方法二 取穴：大椎、曲池、血海、膈俞、委中、三阴交穴。剧烈刺痒加灸风池、阴陵泉穴。

灸法：采用艾条温和灸法，每穴灸15~20分钟，每天1次，7次1个疗程。

【自我取穴】

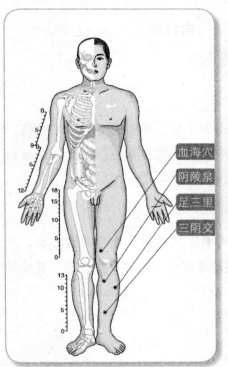

血海穴
阴陵泉
足三里
三阴交

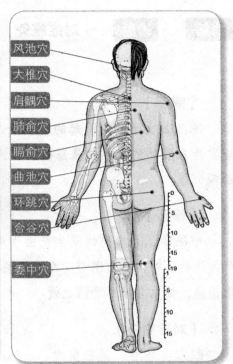

风池穴
大椎穴
肩髃穴
肺俞穴
膈俞穴
曲池穴
环跳穴
合谷穴

委中穴

健康贴士

寻找病因，隔绝致敏源，全身治疗：西药以止痒抗过敏为主，可选用抗组胺类药物、钙剂。中药以清热利湿、疏风清热、养血疏风润燥为主。避免再接触致敏源，禁食酒类及易过敏、辛辣刺激性食物，避免过度疲劳和精神过度紧张，注意皮肤卫生，不用热水烫洗皮肤，不外用刺激性止痒药。积极治疗全身性疾患。

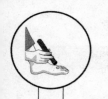

冻疮

病解 → 诊断 → 对症施灸 → 自我取穴 → 健康贴士

【病解】

冻疮是由于寒冷引起的局限性炎症损害。冻疮是冬天的常见病，好发生在肢体的末梢和暴露的部位，如手、足、鼻尖、耳边、耳垂和面颊部等。

【诊断】

中医学认为本病的发生是由于患者阳气不足，外感寒湿之邪，使气血运行不畅，瘀血阻滞而发病。预防冻疮应针对其发病机制，提前采取措施，往往有事半功倍之效。

【对症施灸】

取穴：合谷、足三里穴。

灸法：在冻疮局部先揉按5分钟，选准穴位后，点燃药用艾卷，对准已冻或将冻部位，各悬灸3~5分钟，以局部皮肤潮红色为度。若冻疮在上肢或耳朵部位，必须加灸合谷穴，若冻疮在下肢部位，则加灸足三里穴，以患者能承受的最大热度为准，注意不可灼伤皮肤。连续艾灸3天，冻疮便不再复发。

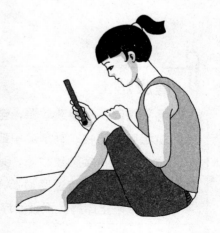

【自我取穴】

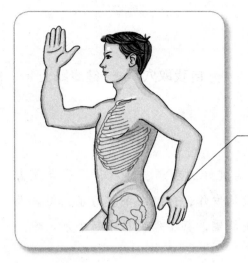

❶ 合谷　在手背，第1、第2掌骨间，当第2掌骨桡侧的中点处。

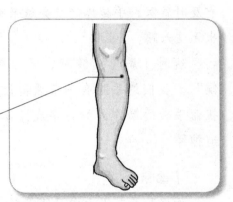

❷ 足三里　在小腿前外侧，当犊鼻下3寸，距胫骨前缘一横指（中指）。

健康贴士

　　冻疮患者忌用火烤、热水烫等加热措施复温。禁用冷水浴、雪搓、捶打等方法。在冻伤的急性期，必须避免伤肢运动。急性炎症一旦消散，应尽早活动指（趾）关节，防止关节僵直，有助于肌张力恢复，保护肌腱和韧带的灵活性。预防冻伤，应坚持体育锻炼，增强抗寒能力，常用冷水洗手、洗脸、洗脚。冬季要注意对身体暴露部位的保暖，可涂些油脂。站岗值勤应适当活动，促进血液循环。用茄子秸或辣椒秸秆煮水，洗容易冻伤的部位或用生姜涂擦局部皮肤，这些都有预防冻伤作用。

第四章　灸治「内忧外患」

147

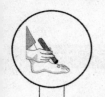
手腕疼

病解 → 诊断 → 对症施灸 → 自我取穴 → 健康贴士

【病解】

某些白领手腕经常会出现莫名其妙的刺痛、酸麻、压胀及无力感。这种情况刚开始只有断断续续的发作，休息一下就好了，但若没有及时就医，手腕疼痛就会越来越严重，甚至痛得抬不起手来，晚上也无法入睡。

这种手腕疼痛酸麻、无力肿胀的症状在医学上叫做"腕道症候"。我们的手腕有一条通道让肌腱及神经通过，长期重复用力或扭曲手腕的动作，如打字或操作电脑，会使肌腱发炎肿胀，并且压迫神经。

【诊断】

如将腕关节用力向尺侧偏斜，桡骨茎突部会出现疼痛，则为桡侧副韧带损伤；反之，则为尺侧副韧带损伤。如腕部各个方向的活动均出现疼痛，而且活动明显限制，则说明是韧带、肌腱等的复合性损伤。损伤局部有压痛或触及筋肉组织异常改变。腕部损伤要及时治疗，预防腕舟骨、腕月骨发生缺血性坏死。

【对症施灸】

取穴：局部阿是穴。

灸法：用中、小艾炷直接施灸，将艾炷置于手腕或者肘部痛点，患者有温热感时，用压舌板或者特制竹片将其压灭，在其上按一艾炷继续施灸。对某些病程长及症情顽固者，亦可在患者感到灼热后，继续灸3~5秒钟。轻症也可以采用温和灸的方法施灸，每天1次。

【自我取穴】

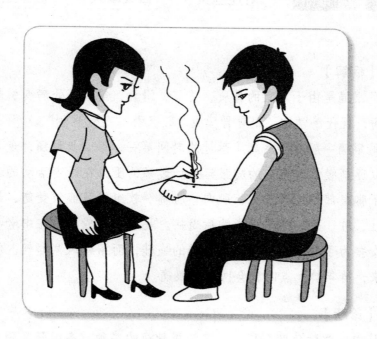

健康贴士

　　手部若有刺痛感，应做些温和的手部运动，如旋转手腕等。将手抬过头部，一边旋转手臂，一边旋转手腕，可帮助肩膀、颈部及上背部调整位置，并缓解压力及张力。让手肘高于肩膀，以桌面支撑手肘或将手靠在椅把，是让手获得休息的好方法。

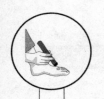
足跟痛

病解 → 诊断 → 对症施灸 → 自我取穴 → 健康贴士

【病解】

足跟痛是由于足跟的骨质、关节、滑囊、筋膜等处病变引起的骨科疾病，现代医学称"跟骨骨膜炎"，又称"跟骨骨刺"。

足跟痛一般在早晨起床落地的时间第一、第二步最痛，走几步后便可以逐渐缓解为特定的脚跟疼痛。过多的压力在行走活动的过程中集中于脚跟部位，导致骨、肌肉、肌腱、软组织等部位受伤，继而转变成红、肿、热、痛等发炎的后遗症。足跟痛一般发生在中老年人，很多女孩为了爱美，常年穿没有跟的拖鞋，而招致风寒邪气入侵，累积下来，待年龄大点时就会诱发足跟痛。

【诊断】

从中医学的角度分析，足跟痛属骨痹的一种，多因肝肾阴虚，感受寒邪，故而气血四末不达则发生足跟痛。一些人有持久性足跟痛，只要足跟着地或行走，足跟底就疼痛难忍。双侧足跟底疼痛站立或行走时疼痛加剧，局部不热、不红、不肿，中医学认为这是"肾阳不足"。

足跟疼痛的原因有很多，但多数都是由跟骨骨刺所致，在人体的足跟部的皮里骨外，有一弹性脂肪垫，在双脚负荷全身重量行走时，该垫起着缓冲的作用，使跟骨不直接撞击地面。随着年龄的增长，此软垫会发生退行性的改变而失去弹性作用。而体重的增加则使双脚的负重加大，足底受力增加，时间长了便导致病理变化而形成了骨刺。在足跟稍一触地走路之时，骨刺便刺激周围组织的末梢神经，患者便产生了疼痛之感。

【对症施灸】

取穴：足三里、太溪、照海穴。

施灸：采用揉点、摇抖等手法，对足三里、太溪、照海三穴施灸，灸疗5~10分钟，同时用提拿跟腱，被曲足踝等温补的手法配合治疗。应用一些解毒消肿的中药浸泡双足。

【自我取穴】

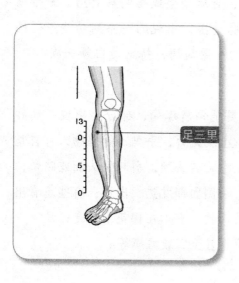
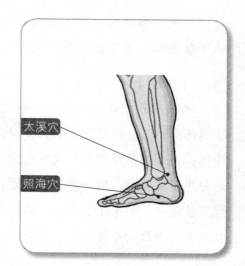

健康贴士

进行慢跑、散步、骑车、打乒乓球等户外活动时，应及时佩穿软质保暖的休闲鞋（旅游鞋），这样既能保暖又能保护足跟。使得足跟具有一个舒适的环境，这样有利于减少足跟痛的发生。弹性较好的胶鞋或加厚鞋垫的布鞋能够减轻挤压，保持足跟部关节、韧带有良好的弹性和韧性。此外，足跟部保暖也非常重要。

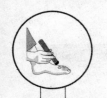

颈椎病

病解 → 诊断 → 对症施灸 → 自我取穴 → 健康贴士

【病解】

颈椎病是指由于颈椎长期劳损、骨质增生或椎间盘突出、韧带增厚，致使颈椎脊髓、神经根或椎动脉受压，出现的一系列功能障碍性临床综合征。颈椎病是困扰现代人的主要疾病，特别是白领一族。

【诊断】

颈椎病症状比较复杂，一般主要是颈肩疼痛，部分会出现头痛和胳膊疼痛；肩背部沉重、肌肉变硬，上肢无力，手里不能握物，可自觉下落；头颈部活动受限，闭眼时向左右旋转头颈，引起偏头痛或眩晕，部分患者可摔倒；脖子僵直、发硬；一侧面部发热、出汗；有些患者出现下肢僵硬，似乎不听指挥，或下肢绵软，有如在棉花上行走；还有少数患者会出现大小便失控、性功能障碍甚至四肢瘫痪等。

【对症施灸】

方法一 取穴：肩井、大椎、曲垣、曲池穴。

灸法：温和灸，每次每穴灸疗15~20分钟。

提示：每天的肩部运动是必不可少的，有助于健康恢复。

方法二 取穴：颈夹脊、风池穴。头痛头晕者加灸百会、太阳穴；手指麻木者加灸合谷穴。

灸法：采用温灸器施灸，每穴灸3~5分钟，每天1次，10次为1个疗程。

【自我取穴】

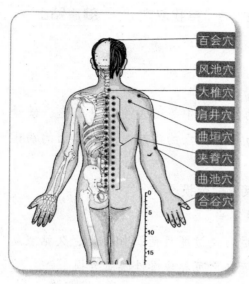

百会穴
风池穴
大椎穴
肩井穴
曲垣穴
夹脊穴
曲池穴
合谷穴

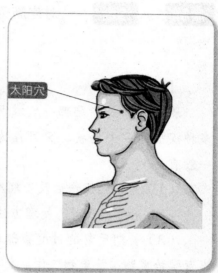

太阳穴

健康贴士

　　避免颈腰部长期处于一种姿势。稍感疲劳时便可离开座位行走，或每隔1个小时做些简单的伸展操，1～7分钟即可，学会自我保健。如果电脑放在侧方的，建议定期左右更换显示器的位置。这些都是预防和缓解颈腰部疼痛的好方法。加强锻炼，增强体质。可通过颈项、腰背功能锻炼，增强局部肌力、颈腰椎稳定性及抗劳损能力。

腰肌劳损

病解 ➡ 诊断 ➡ 对症施灸 ➡ 自我取穴 ➡ 健康贴士

【病解】

腰肌劳损是指腰部一侧或两侧或正中等处发生疼痛之症，既是多种疾病的一个症状，又可作为一种独立的疾病。腰肌劳损的病因一般有：

（1）急性腰扭伤后及长期反复的劳损。

（2）治疗不及时、处理方法不当。

（3）长期反复的过度腰部运动及过度负荷，如长坐、久站或从事弯腰抬重物、放重物工作，久而久之可导致慢性腰肌劳损。

（4）气温过低或湿度太大都可促发或加重慢性腰肌劳损。

【诊断】

腰肌劳损以酸胀为主要表现症状，反复发作，疼痛可随气候变化或劳累程度而变化，时轻时重，但腰部功能不受限。弯腰工作困难，弯腰稍久则疼痛加重，常喜用双手捶腰，以减轻疼痛。检查腰部外形多无异常，俯仰活动多无障碍。少数患者腰部活动稍受限并有压痛，X线照片多无异常所见，少数患者可有骨质增生或脊柱畸形。

【对症施灸】

取穴：主穴，肾俞、志室、大肠俞、阿是穴。配穴，阴陵泉、三阴交（湿胜）；命门、关元、太溪（肾虚）。

手持陈年艾条施灸单点温和灸：肾俞、大肠俞、志室、命门。每处穴位依次进行回旋、雀啄、往返、温和灸四步法施灸操作：先行回旋灸2分钟，温热局部气血，继以雀啄灸1分钟加强敏化，循经往返灸2分钟激发经气，再施以温和灸发动感传，开通经络。

也可采用艾罐温和灸法：用温和灸罐温和灸阴陵泉、三阴交穴。

【自我取穴】

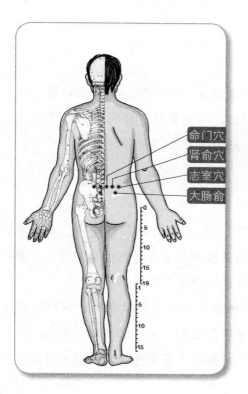
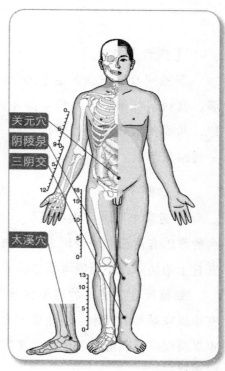

命门穴
肾俞穴
志室穴
大肠俞

关元穴
阴陵泉
三阴交

太溪穴

健康贴士

腰肌劳损急性发作期应注意休息，卧硬板床1～3周，急性发作后容易复发，应注意腰部的保护，避免弯腰搬运重物，工作时可以用腰围或宽腰带，以保护腰部肌肉。

腰椎间盘突出症

病解 → 诊断 → 对症施灸 → 自我取穴 → 健康贴士

【病解】

腰椎间盘突出症是由于腰椎间盘退变、外伤等，使纤维环部分破裂，髓核从纤维环的缺损处向外膨出，压迫脊髓、脊神经根等相邻组织，从而使腰部产生疼痛，出现一侧下肢或两侧下肢麻木、疼痛等一系列临床症状。

【诊断】

本病属中医学"腰腿痛"、"痹症"、"腰痛"等范畴。发生本病的原因有内因和外因两方面。内因是椎间盘本身退行性变或椎间盘有发育上的缺陷，外因则有损伤、劳损以及受寒着凉等。

腰椎间盘突出症的典型症状是腰痛和一侧下肢放射痛，有时可伴有小腿或足部的麻木。腰痛常发生于腿痛之前，也可二者同时发生；严重者腰腿疼痛、麻木、酸胀严重可能瘫痪，大多有外伤史，但也有人无明确诱因。

【对症施灸】

取穴：主穴，至阳、关元俞、腰夹脊穴。配穴，阳陵泉、昆仑。

（1）手持悬灸灸法。手持陈年纯艾条施灸单点温和灸：至阳、关元俞。每处穴位依次进行回旋、雀啄、往返、温和灸四步法施灸操作：先行回旋灸2分钟温热局部气血，继以雀啄灸1分钟加强敏化，循经往返灸2分钟激发经气，再施以温和灸发动感传，开通经络。

（2）纯铜温和灸罐温和灸法。用温和灸罐温和灸足三里、昆仑、阿是穴。

（3）灸盒温和灸法。用六孔灸盒温和灸后腰部腰夹脊。

【自我取穴】

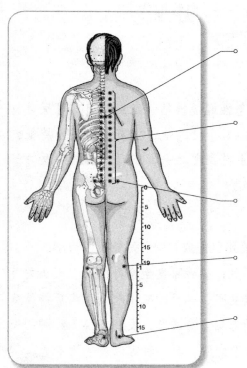

❶ 至阳　在背部，当后正中线上，第7胸椎棘突下凹陷中。

❷ 夹脊　位于背、腰部，当第1胸椎至第5腰椎棘突下两侧，后正中线旁开0.5寸，一侧17个穴位。左右两侧共34穴。

❸ 关元俞　在腰部，当第5腰椎棘突下，旁开1.5寸。

❹ 阳陵泉　在小腿外侧，当腓骨小头前下方凹陷处。

❺ 昆仑　在足部外踝后方，当外踝尖与跟腱之间的凹陷处。

健康贴士

　　对于腰椎间盘突出症患者，建议睡硬板床，平日加强锻炼，平卧后腰部轻柔向上挺举，每天做30次左右，长期坚持可以有效缓解病情。注意腰部保养，不宜弯腰负重。工作时可用腰围或宽腰带，以保护腰部肌肉。发病期则需要卧床休息1个月。

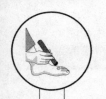

风湿性关节炎

病解 → 诊断 → 对症施灸 → 自我取穴

【病解】

风湿性关节炎是一种常见的急性或慢性结缔组织炎症。可反复发作并累及心脏。临床以关节和肌肉游走性酸楚、重着、疼痛为特征，属变态反应性疾病，是风湿热的主要表现之一，多以急性发热及关节疼痛起病。

【诊断】

风湿寒性关节痛在局部，即某处肌肉或1~2个关节（多为膝、髋、肘、肩、背）疼痛、酸麻、屈伸不利；重者可发生全身肌肉、大小关节疼痛（无经肿），关节活动因疼痛受限，甚至卧床不起。患病后持续多年不愈，反复发作由轻到重，从局部到全身关节，发病部位无红肿的炎症表现，部分患者自觉全身肌肉关节酸胀，有一种难以表达的不适。

【对症施灸】

根据不同部位选用不同的基础穴位。

踝关节：解溪、丘墟、太溪、昆仑、阳交、交信穴。

膝关节：内膝眼、外膝眼、梁丘、血海、鹤顶、足三里、阴陵泉、阳陵泉穴。

腕关节：阳溪、阳池、腕骨、大陵、合谷穴。

肘关节：曲池、天井、小海、中渚穴。

肩关节：肩髎、肩前、肩贞。

◎风痹：关节串走性疼痛，怕风、发热，舌苔白，脉浮。

施灸穴位：艾灸基本穴位加风门、风池穴。

◎**热痹**：关节红肿热痛，遇热痛甚，得冷则舒，痛不可触。或兼有身热口渴、烦闷、大便干燥、小便短赤、苔黄、脉滑等症。

施灸部位：艾灸基本穴位加大椎、曲池、合谷穴。

◎**寒湿痹**：关节疼痛剧烈，得热痛减，遇寒痛甚，痛有定处，肌肤麻木，苔白腻，脉弦紧或濡缓。

施灸穴位：艾灸基本穴位加脾俞、关元、足三里穴。

【自我取穴】

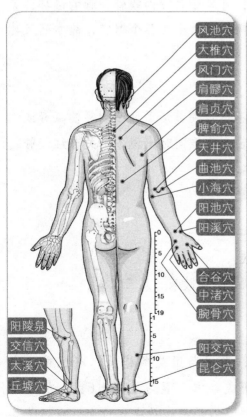

风池穴
大椎穴
风门穴
肩髎穴
肩贞穴
脾俞穴
天井穴
曲池穴
小海穴
阳池穴
阳溪穴
合谷穴
中渚穴
腕骨穴
阳交穴
昆仑穴
阳陵泉
交信穴
太溪穴
丘墟穴

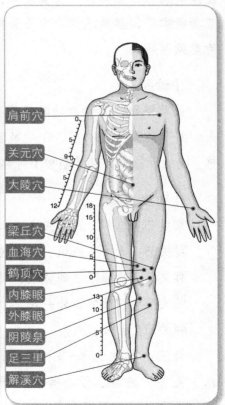

肩前穴
关元穴
大陵穴
梁丘穴
血海穴
鹤顶穴
内膝眼
外膝眼
阴陵泉
足三里
解溪穴

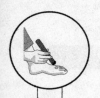

类风湿性关节炎

病解 → 诊断 → 对症施灸 → 自我取穴 → 健康贴士

【病解】

类风湿性关节炎是一种以关节滑膜炎为特征的慢性全身性自身免疫性疾病。滑膜炎持久反复发作，可导致关节内软骨和骨的破坏，关节功能障碍，甚至残废。血管炎病变累及全身各个器官，故本病又称为类风湿病。

【诊断】

关节僵硬，开始活动时疼痛不适，关节活动增多则晨僵减轻或消失。关节晨僵早晨明显，午后减轻。几乎同时出现多个关节红、肿、热、痛活动障碍，且早期常不对称。

【对症施灸】

掌关节：合谷、八邪穴。

趾关节：太冲、八风、公孙穴。

膝关节：内膝眼、外膝眼、梁丘、阳陵泉、足三里穴。

腕关节：阳池穴、外关穴。

肘关节：曲池。

灸法：每次选3~5个穴位，采用药用艾条施灸。取沉香、木香、乳香、羌活、干姜等量，研成细末，混匀后取出6克，加入麝香、艾绒，拌匀制成艾条1支，将5~7层棉布放在穴位上，点燃艾条对准穴位，紧按在棉布上，使药气透入穴位深部。每天1次，10天为1个疗程。

【自我取穴】

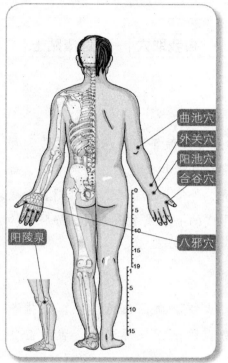

曲池穴
外关穴
阳池穴
合谷穴
八邪穴
阳陵泉

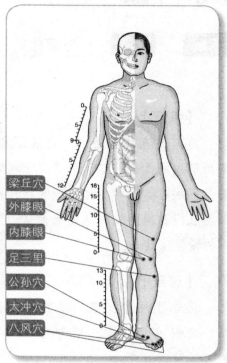

梁丘穴
外膝眼
内膝眼
足三里
公孙穴
太冲穴
八风穴

健康贴士

　　要少食牛奶、羊奶等奶类和花生、巧克力、小米、干酪、奶糖等含酪氨酸、苯丙氨酸和色氨酸的食物，少食肥肉、高动物脂肪和高胆固醇食物，可适量多食动物血、蛋、鱼、虾、豆类制品、土豆、牛肉、鸡肉及牛腱子肉等富含组氨酸、精氨酸、核酸和胶原的食物等。

　　注意生活起居，卧床休息，缓解后适当运动，防止关节强直。避免或去除发病诱因，如寒冷、疲劳、精神刺激、外伤和感染等。

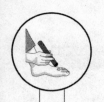

痔疮

病解 → 诊断 → 对症施灸 → 自我取穴 → 健康贴士

【病解】

痔疮是人体直肠末端黏膜下和肛管皮肤下静脉丛发生扩张和屈曲所形成的柔软静脉团,多见于经常站立者和久坐者。又名痔核、痔病、痔疾等。医学所指痔疮包括内痔、外痔、混合痔,是肛门直肠底部及肛门黏膜的静脉丛发生曲张而形成的一个或多个柔软的静脉团的一种慢性疾病。

【诊断】

湿热下注型:肛门坠胀疼痛,大便下血,血色浑浊,便排不畅,便时有物脱出,里急后重,身重困乏,核痔渐红,舌红苔黄腻,脉弦滑。

气血两虚型:以痔脱出为主,肛门坠胀,便时有物脱出,需用手还纳,少气懒言,便色淡量多,头晕目眩,舌淡苔白,脉细无力。

【对症施灸】

方法一 取穴:肾俞、大肠俞穴。

灸法:在腰部的肾俞穴至大肠俞穴之间寻找瘀点,一般为红色或紫色点。可采取直接灸、隔姜灸、悬灸3种方法。直接灸一般每个点1～3壮,隔姜灸一般3～7壮,悬灸10～15分钟,均为3天1次,5次1个疗程。适用于湿热下注型痔疮。

方法二 取穴:中脘、神阙穴。

灸法:采用隔姜灸,将鲜姜切成0.2～0.3厘米厚的薄片,用针在中间扎些小孔，放在中脘和神阙穴上，点燃艾炷施灸，当患者感到疼痛不可耐受时，可将姜片稍稍向上提起，稍停片刻后放下再灸。每灸4~5壮需更换姜片。适用于气血两虚型痔疮。

【自我取穴】

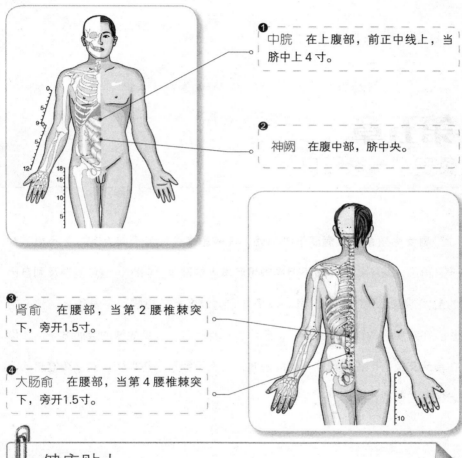

❶ 中脘　在上腹部，前正中线上，当脐中上4寸。

❷ 神阙　在腹中部，脐中央。

❸ 肾俞　在腰部，当第2腰椎棘突下，旁开1.5寸。

❹ 大肠俞　在腰部，当第4腰椎棘突下，旁开1.5寸。

健康贴士

　　对痔疮伴有出血的患者，应常规进行肛门指检及乙状结肠镜检果，以排除直肠癌、直肠内息肉、直肠炎等疾病。平时少食辛辣刺激物，治疗期间忌饮酒，防过劳，避免潮湿及用力负重，保持大便通畅，以减少痔疮发作。

第四章

灸治「内忧外患」

第五章
灸安"一家三口"

男女生殖系统疾病藏于隐秘处，许多患者往往羞于向人言，苦不堪言却一忍再忍，殊不知这样做不但影响患者本人的健康，同时，也可能殃及到自己的配偶甚至后代的身心健康。孩子是家庭的未来，更需要关爱备至、精心呵护。在对疾病的诊治实践中，艾灸作为一种痛苦小、见效快的治病方法，让你在享受艾灸治疗骨科、儿科病的同时，还在不经意间将那些可能侵袭健康的疾患扼杀在萌芽状态。

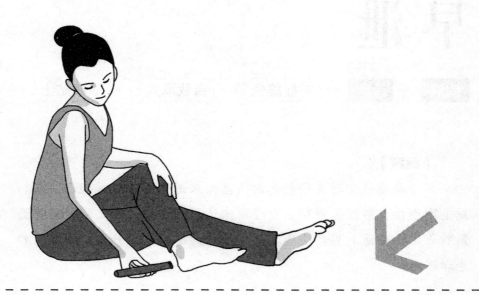

第一节 灸治男科病

早泄

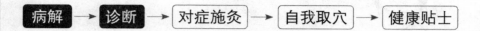

病解 ➝ 诊断 ➝ 对症施灸 ➝ 自我取穴 ➝ 健康贴士

【病解】

早泄是指性交时男子勃起的阴茎尚未进入女子阴道即已射精，或是刚刚性交即发生射精，女性尚未达到性高潮，随之阴茎软缩而影响正常性生活的男性疾病。导致早泄的原因主要分为心理原因和生理原因。

【诊断】

心理（非器质性）原因：早泄患者中的80%以上是由精神因素引起的，例如久别重逢、新婚蜜月、过度兴奋或紧张、过分疲劳、心情郁闷、饮酒之后、房事不洁、夫妻关系不融洽、男性阴茎包皮过长、紧身内裤等过度刺激龟头都会导致男性出现早泄。

器质性原因：例如，外生殖器先天畸形、包茎、龟头或包皮的炎症、尿道炎、阴茎炎、多发性硬化、脊髓肿瘤、脑血管意外、附睾炎、慢性前列腺炎等都可反射性地影响脊髓中枢，引起早泄。某种全身疾病、体质衰弱，也可以使性功能失调，出现早泄。

【对症施灸】

取穴：关元、神门、心俞、肾俞、志室、三阴交、大赫穴。

若肾气不固者，加灸命门、太溪穴。阴虚火旺者，加灸内关。心脾两虚者，加灸中极、命门、脾俞、足三里穴。肝经湿热者，加灸中极、足三里、膀胱俞、丰隆穴。

灸法：用艾条温和灸，每次取5~6穴，各灸10~20分钟，每天灸1次，10次为1疗程。

或采用艾炷隔姜灸施灸，每次取3~5穴，各灸5~7壮，每天或隔日灸1次。

【自我取穴】

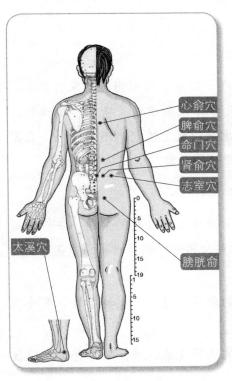
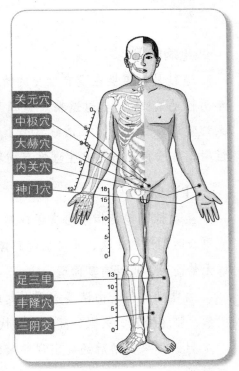

 健康贴士

早泄的治疗是夫妻双方的事，尤其是妻子的参与治疗十分重要。对早泄的心理治疗要取得患者妻子的配合。保持良好心态，不要急躁，消除顾虑，积极配合治疗。避免辛辣刺激。多食海鲜、豆制品、鱼虾等助阳填精的食品，增强体质。避免手淫，节制房事，都有利于防治早泄。

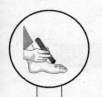

遗 精

病解 → 诊断 → 对症施灸 → 自我取穴 → 健康贴士

【病解】

遗精是指男性在没有性交的情况下精液自行泄出的现象。正常成年男性约有90%发生过遗精。遗精又分梦遗和滑精。夜间梦中遗精，又称梦遗或梦失精，在清醒状态下无手淫或无性交刺激的状态下自发性射精称滑精。遗精有生理性与病理性的不同。

【诊断】

生理性遗精是指未婚青年或婚后分居，无性交的射精。一般2周或更长时间遗精1次，不会引起身体任何不适。阴茎勃起功能正常，可以无梦而遗，也可有梦而遗。

病理性遗精是由诸多病因引起的病症，并伴有精神委靡、头痛、头晕、腰膝酸软、失眠、健忘等症状。

男子如果在婚后还会出现频繁的遗精现象，并伴有一些全身症状者则需治疗。

【对症施灸】

方法一 取穴：中极、曲骨、膏肓俞、肾俞穴。

灸法：采用艾炷直接灸法，用黄豆大小的艾炷施灸，每次每穴灸3~5壮，每天1次，7天为1个疗程。

方法二 取穴：肾俞、膀胱俞、小肠俞、三焦俞、关元、中极、足三里、太溪、气海穴。

灸法：采用艾灸温和灸法，每穴艾灸3~5分钟，每天或隔日1次，

10～14次为1个疗程。

方法三 取穴：神阙、关元、足三里、气海穴。

灸法：采用隔物灸法，将生姜或独头大蒜切成薄片，上挖数孔，盖在穴位皮肤上，点燃艾炷，每次每穴灸3～5壮。每天或隔日1次，10～14次为1个疗程。

【自我取穴】

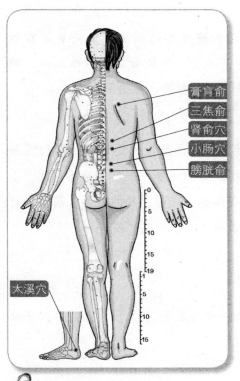

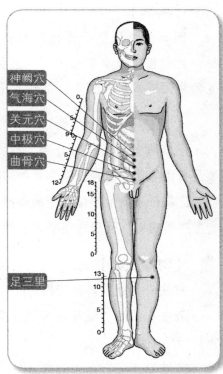

📎 **健康贴士**

　　平时养成有规律的生活，晚上不要过多饮水以免膀胱充胀，内裤保持松软，被褥厚薄适宜。得病之后不要过分紧张。遗精时不要中途忍精，不要用手捏住阴茎不使精液流出，以免败精贮留精宫，变生他病。遗精后不要受凉，更不要用冷水洗涤，以防寒邪乘虚而入。戒烟及少进酒、茶、咖啡、葱、蒜等辛辣刺激性物品。

阳痿

病解 → 诊断 → 对症施灸 → 自我取穴 → 健康贴士

【病解】

阳痿是指阴茎不能勃起或勃起的硬度和时间不足以完成正常性交，且病程超过半年以上者。主要表现是不能进行正常的性生活，阴茎勃起困难或虽能勃起，但硬度不够，时间短，常有早泄现象。

【诊断】

从病理学上看，可分为心理性阳痿和器质性阳痿两种：心理性阳痿是指由心理、精神因素导致的阳痿，病因主要有夫妻关系不协调、心理创伤等；器质性阳痿是指局部病变或全身代谢引起的阳痿，病因主要有生殖器病变、性腺功能减退、糖尿病、高血压或创伤等。

【对症施灸】

方法一 取穴：命门穴。

灸法：采用艾炷瘢痕灸法，灸疮愈合后再进行下一次灸治，连续灸3次为1个疗程。

方法二 取穴：关元穴。

灸法：采用艾炷无瘢痕灸法，每次灸100~200壮，每周1次，3次为1个疗程，疗程间隔1周。

方法三 取穴：气海、关元、三阴交穴。

灸法：采用艾卷温和灸法，每次每穴灸10~15分钟，每天1次，10次为1个疗程。应坚持3个疗程以上。

方法四 取穴：命门、肾俞、关元穴。肾阳虚者加灸腰阳关穴，气血虚者加灸足三里穴。

灸法：采用艾条温和灸法，每穴灸5~10分钟，或用艾炷灸疗，每穴灸5壮。

【自我取穴】

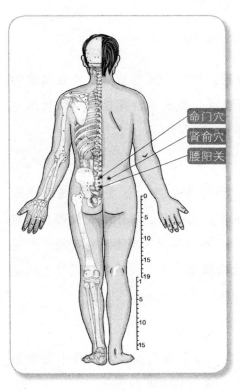

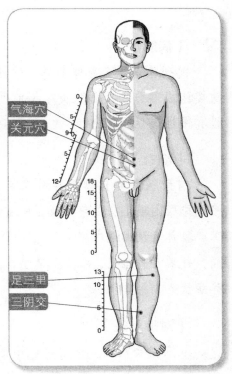

健康贴士

多数阳痿是因为心理因素造成的，应先解决心理问题，然后再施加治疗。如果是器质性病变引起的阳痿，就应查明病因进行针对性治疗。阳痿患者要正确对待性生活，治疗期间应节制性生活，必要时可以停止一段时间，积极配合治疗。

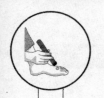
前列腺炎

病解 → 诊断 → 对症施灸 → 自我取穴 → 健康贴士

【病解】

前列腺是男人身体中最大的性腺，它所分泌的前列腺液是精液的重要组成部分，前列腺炎是指前列腺特异性及非特异性感染所致的急性和慢性炎症损害。

【诊断】

前列腺炎常有排尿异常症状，表现为尿频、尿急、尿痛、夜尿多、排尿困难，有白色黏液自尿道滴出，会阴部、肛门、腰骶部、下腹部、耻骨上及大腿内侧、睾丸、阴茎、尿道等部位有不适或疼痛、射精痛，并常伴有血精、阳痿、早泄、性欲减退、乏力、忧郁、记忆力减退等症状。

【对症施灸】

取穴：会阴穴。伴有腰骶不适者加灸肾俞穴；伴有小腹不利者加灸关元、三阴交穴；伴有睾丸坠胀者，在大敦穴点刺放血。

灸法：采用艾灸温和灸法，令患者仰卧，暴露阴部，臀部略垫起，用艾灸架固定在会阴穴上施灸。每次灸20～40分钟，以灸至局部温润红热为度，每天下午灸治，每10次为1个疗程，间隔2～3天再行下一个疗程，灸后短时间内不能饮茶、不能进食，以养气血。

【自我取穴】

❶ 肾俞　在腰部，当第2腰椎棘突下，旁开1.5寸。

❷ 会阴　在会阴部，男性当阴囊根部与肛门连线的中点，女性当大阴唇后联合与肛门连线的中点。

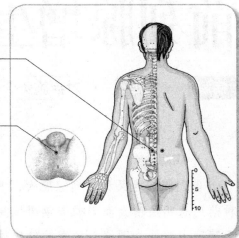

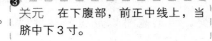

❸ 关元　在下腹部，前正中线上，当脐中下3寸。

❹ 三阴交　在小腿内侧，当足内踝尖上3寸，胫骨内侧缘后方。

❺ 大敦　足大趾（靠第2趾）甲根边缘的2毫米处。

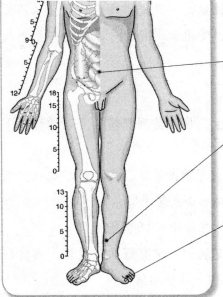

健康贴士

　　治疗期间应注意休息，避免过度劳累，节制性生活。忌食辛辣性食物，戒烟酒，不宜喝浓茶、咖啡。慢性前列腺炎患者应适当进行小运动量的体育锻炼，消除不良情绪，保持良好心态。

前列腺增生

病解 → 诊断 → 对症施灸 → 自我取穴

【病解】

前列腺增生又称前列腺肥大，多发生于50岁以上的老年人，是一种前列腺明显增大而影响老年男性健康的常见病。由于前列腺恰好位于膀胱出口处、围绕着尿道的特殊位置，一旦发生增生，便会从四面八方压迫尿道，使膀胱内的尿液排出受阻，引起泌尿系统的一系列病变，进而也可以危害到性健康。

【诊断】

前列腺肥大也称良性前列腺增生，临床前列腺增生可以通过以下三条进行确定。

（1）前列腺症状：尿频、夜尿、尿滴沥不尽、排尿费力等。

（2）前列腺体积增大：前列腺体积＞20厘米^3。

（3）膀胱出口梗阻的指征：最大尿流率＜15毫升/分钟。

由于前列腺肥大的症状是逐渐发展的，常有好几年过程，当前列腺肥大还未发展到尿潴留前，会有下列一些早期信号。

（1）尿频：尤其是夜尿增多，患者可以每夜排尿2~5次或更多。

（2）排尿费力：特别是刚排尿时要花上好大工夫才能排出，而且排出的尿流很细，尿流向外喷射的距离也很短；有的患者会出现有间歇性排尿现象。

（3）血尿：由于增生的前列腺是充血状态的，当使劲排尿时，会造成表面血管的破裂而出血。

（4）性欲亢进：前列腺肥大的早期，患者可表现出与年龄不相符合的性欲增强，或者一贯性欲平常，突然变得强烈起来。

所以，老年男性一旦出现了上述这些信号后，切不可听之任之，应该赶快去医院及早诊治。

【对症施灸】

取穴：膀胱俞、委阳、关元穴。

灸法：采用隔附子饼灸或用艾炷直接灸法，每穴灸3~5壮。

【自我取穴】

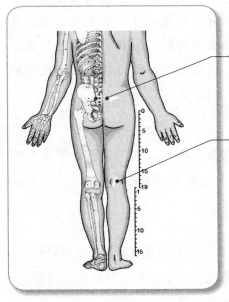

❶ 膀胱俞　在骶部，当骶正中脊旁1.5寸，平第2骶后孔。

❷ 委阳　在腘横纹外侧端，当股二头肌肌腱的内侧。

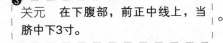

❸ 关元　在下腹部，前正中线上，当脐中下3寸。

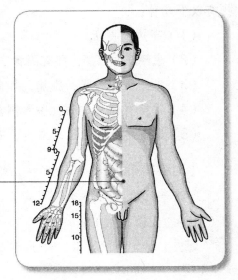

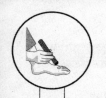
睾丸炎

病解 → 诊断 → 对症施灸 → 自我取穴 → 健康贴士

【病解】

　　睾丸炎通常由细菌和病毒引起。细菌性睾丸炎大多数是由于邻近的附睾发炎引起，所以又称为附睾—睾丸炎。常见的致病菌是葡萄球菌、链球菌、大肠杆菌等。病毒可以直接侵犯睾丸，最多见是流行性腮腺炎病毒，这种病原体主要侵犯儿童的腮腺，引起"大嘴巴"病，但是，这种病毒也嗜好于侵犯睾丸，所以往往在流行性腮腺炎发病后不久，出现病毒性睾丸炎。

【诊断】

　　常见的睾丸炎有非特异性和腮腺炎性两种。任何化脓性败血症均可并发急性化脓性睾丸炎，甚至引起睾丸脓肿。睾丸炎通常会出现的症状有以下几种：

　　（1）高热、畏寒。

　　（2）患侧睾丸疼痛，并有阴囊、大腿根部以及腹股沟区域放射痛。

　　（3）患侧睾丸肿胀、压痛，如果化脓摸上去有积脓的波动感觉。

　　（4）常伴有阴囊皮肤红肿和阴囊内鞘膜积液。

　　（5）儿童发生病毒性睾丸炎，有时可见到腮腺肿大与疼痛现象。

【对症施灸】

　　方法一 取穴：小肠俞（双）、关元、中极、三阴交（双）、复溜（双）、大敦（双）。

　　灸法：用艾炷隔姜灸，根据辨证每次取3～5穴，各灸3～4壮，每天灸1次，7次为1个疗程。

或用艾条雀啄灸，每次取3~5穴，各灸10~15分钟，每天灸1次，10次为1个疗程。

方法二 取穴：阳池穴。

灸法：用艾炷无瘢痕灸，取艾绒捻成如绿豆大的艾炷备用。先在阳池穴的表面涂凡士林，上置艾炷，点燃灸治。每次灸3壮，每天灸1次，连灸1周。

【自我取穴】

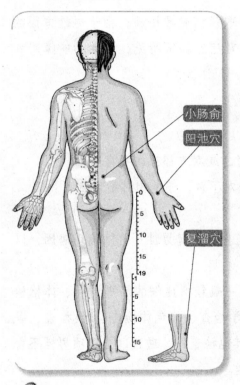
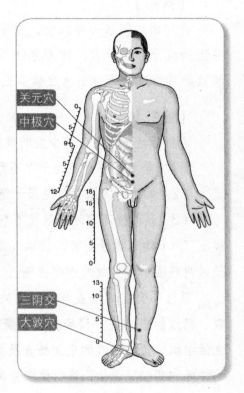

健康贴士

中年男性要注重睾丸保养。睾丸保养是解决男性性功能障碍的重要手段。男性可在洗澡时或睡前双手按摩睾丸，拇指轻捏睾丸顺时、逆时各按摩10分钟，长期坚持必有益处。如在按摩时发现有异疼痛感，可能为睾丸炎或附睾炎，请及时到医院检查。

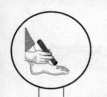

男性不育症

病解 ➝ 诊断 ➝ 对症施灸 ➝ 自我取穴 ➝ 健康贴士

【病解】

夫妇婚后同居一年以上，未采取任何避孕措施，由于男性方面的原因造成女方不孕者，称为男性不育症。临床所见，以性功能障碍和精液异常所致的男性不育症最多见。

【诊断】

诊断男性不育症，至少应明确以下几点：

（1）是男方不育还是女方不育，或双方都存在不育因素。

（2）如为男方不育，是属于绝对不育，还是相对不育。

（3）是原发不育还是继发不育。

（4）如为男性不育，应尽可能查明引起男性不育的确切病因，以便针对病因采用有效的治疗措施。

男性不育症的检查与诊断方法一般包括详细的病史询问、体格检查、精液检查、内分泌检查、免疫学检查、染色体检查、X线检查、睾丸活组织检查、精液的生化检查及其他检查等。通过以上各项男性不育的临床和实验室评估，进行诊断分类。

【对症施灸】

取穴：主穴，肾俞、关元、三阴交、志室。配穴，腰腿酸软者，加腰阳关、关元俞；手足心热且耳鸣者，加志室、太溪；食欲不振者，加足三里；精神抑郁者，加肝俞、太冲；神疲乏力且头晕目眩者，加气海、足三里。

灸法：用艾炷隔附子饼灸，每次取3～4穴，每穴灸5壮左右，每天灸1次。此法主要用于肾虚证。

也可用艾炷无瘢痕灸，每次取3～4穴，各灸3～5壮，每天灸1次，5天为1个疗程。

【自我取穴】

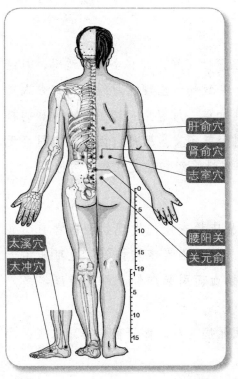

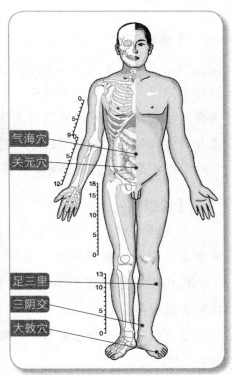

健康贴士

男性不育症患者要改变不良的生活习惯，如戒烟戒酒；不要吃过于油腻的东西；能够使睾丸温度升高的因素都要避免，如长时间骑自行车、泡热水澡、穿牛仔裤等。另外，还要注意避免接触生活当中的有毒物品，如：从干洗店拿回来的衣服要放置几天再穿，因为干洗剂会影响男性的性功能。

痛经

简易艾灸养生治病一本通

病解 → 诊断 → 对症施灸 → 自我取穴

【病解】

月经期间发生剧烈的下腹部痉挛性疼痛，并有全身不适感，月经过后自然消失的现象，叫做痛经。多数痛经出现在月经时，部分人发生在月经前几天。月经来潮后腹痛加重，月经后一切正常。腹痛的特点与月经的关系十分密切，不来月经就不发生腹痛。因此，与月经无关的腹痛不是痛经。痛经可分为原发性痛经和继发性痛经两种。

【诊断】

原发性痛经：经过详细妇科临床检查未能发现盆腔器官有明显异常者，也称功能性痛经。有时与精神因素密切相关。也可能由于子宫肌肉痉挛性收缩，导致子宫缺血而引起痛经。原发性痛经多能在生育后缓解。

继发性痛经：指生殖器官有明显病变者，如子宫内膜异位症、盆腔炎、肿瘤等。

月经期间因血不能外流而引起疼痛，并因与周围邻近组织器官粘连，而使痛经逐渐加重，内诊可发现子宫增大较硬，活动较差，或在子宫直肠陷窝内扪及硬的不规则结节或包块，触痛明显。

【对症施灸】

方法一 取穴：三阴交、水道、中极、次髎穴。

灸法：温和灸，每次每穴15～20分钟。

女性腹部的很多穴位都与妇科病症有关，可以在腹部用艾灸盒施灸，一次可以治很多病。

　　方法二　取穴：关元、中极、气海、三阴交穴。气血瘀滞者加灸太冲、曲泉；胸胁、乳房痛甚者加灸外关、肝俞；小腹剧痛者加灸次髎；寒湿凝滞者加灸水道、地机；气血虚弱者加灸脾俞、足三里。

　　灸法：用艾条温和灸，每次取4～5穴，各灸20分钟左右，以局部皮肤潮红为度。每天灸1次。

　　用艾炷隔盐灸，取背部和腹部穴位，穴上铺垫食盐，取艾炷如蚕豆大小，置盐上而灸之，各灸6～7壮。

【自我取穴】

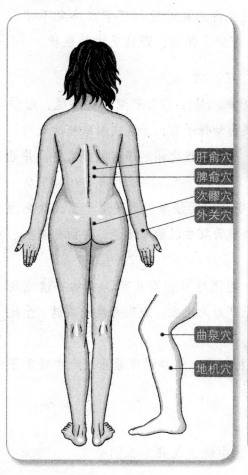

肝俞穴
脾俞穴
次髎穴
外关穴
曲泉穴
地机穴

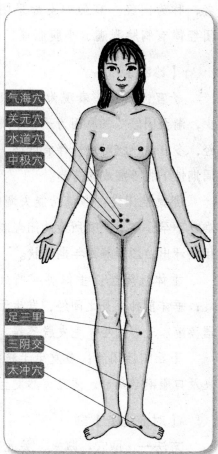

气海穴
关元穴
水道穴
中极穴
足三里
三阴交
太冲穴

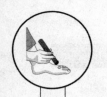

闭经

病解 → 诊断 → 对症施灸 → 自我取穴

【病解】

如果女子年满18周岁，第二性发育成熟2年以上，尚未月经来潮；或已有规律月经来潮，而又因某种病理原因中断达6个月以上者，称为闭经。育龄妇女如果闭经将造成继发性不孕或终身不孕。闭经伴有胸胁胀满、小腹胀痛、头晕、腰酸、四肢乏力等症状。

【诊断】

子宫性闭经：表现为年满18岁，月经仍未来潮或初潮晚，经量少，渐至闭经。其原因为子宫小或为幼稚子宫；子宫内膜结核所致的闭经，多有结核接触史，伴有低烧，子宫粘连之闭经多有刮宫术史，并见周期性下腹疼痛或腰背痛。

卵巢性闭经：卵巢功能失调所致的闭经多伴见阴道干涩，性交困难或不孕；卵巢早衰所致的闭经表现为40岁以前即闭经，伴面部潮热、烘热汗出、烦躁等更年期症状。

垂体性闭经：垂体肿瘤所致的闭经可伴有头痛、视物不清或泌乳；垂体前叶坏死之闭经，发生于产后大出血，表现为性欲减退、生殖器萎缩、乏力怕冷、毛发脱落等。

下丘脑性闭经：多发生于精神创伤、精神过度紧张或严重营养不良及口服避孕药后，闭经突然发生。

【对症施灸】

方法一 取穴：归来、关元、中脘、气海、三阴交穴。

胸胁胀满、小腹胀痛者可加灸太冲、丰隆、合谷、地机穴；头晕、四肢乏力、消化不良、心悸失眠者加灸肝俞、脾俞、肾俞、足三里穴。

灸法：采用温和灸法施灸，将艾条一端点燃，对准穴位，在距离2～3厘米处施灸，每穴灸5～7分钟，至局部红热温润为度，隔日1次，10次为1个疗程。

方法二 取穴：关元、归来、三阴交、肝俞、脾俞穴。

灸法：每次选用2～3个穴位，采用艾炷无瘢痕灸法，取如同黄豆或麦粒大小的艾炷放在穴位上，点燃施灸，每穴灸3～5壮，隔日或每3天1次，5次为1个疗程。

【自我取穴】

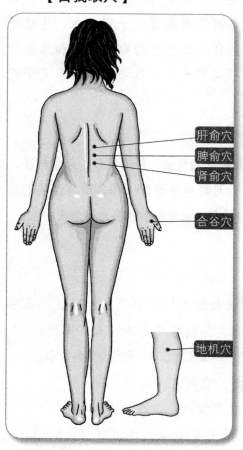
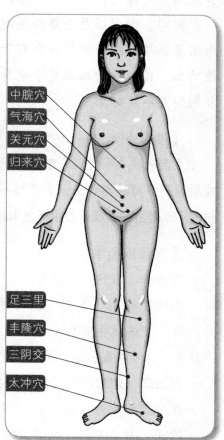

肝俞穴
脾俞穴
肾俞穴
合谷穴
地机穴

中脘穴
气海穴
关元穴
归来穴
足三里
丰隆穴
三阴交
太冲穴

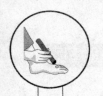

崩漏

病解 → 诊断 → 对症施灸 → 自我取穴 → 健康贴士

【病解】

中医学把妇女阴道大量流血，或持续下血、淋漓不断者，称为"崩漏"，又称"功能失调性子宫出血"。子宫出血是女性生殖器官疾病常见症状，它常见的原因是内分泌紊乱，妊娠有关疾病、炎症、肿瘤、创伤以及全身性疾病都可引起异常的子宫出血，生殖器无明显器质性病变。按卵巢有无排卵可分为有排卵性功血和无排卵性功血，排卵性功血多发于生育年龄妇女，无排卵性功血多见于青春期和更年期妇女。

【诊断】

主要表现为不规则子宫出血，月经周期延长、经期延长、经量增多，或周期正常而经期延长，血量增多，月经前后淋漓不尽，或月经周期缩短，不规则出血，或月经中间出血，反复出血或失血过多者可继发贫血。

【对症施灸】

方法一 取穴：神阙穴。

灸法：采用隔姜灸法，将适量精盐面填满脐孔，上面放上生姜片，再将艾炷放在姜片上，点燃施灸，稍感灼痛即压灭，再换1个艾炷施灸，每次灸6～8壮。每天1次或隔日1次，3～5次为1个疗程。

方法二 取穴：关元、三阴交、隐白穴。

血瘀者加血海、合谷穴；脾虚者加血海、脾俞穴。

灸法：每次选3～5个穴位，采用艾条悬灸法，每穴灸5～10分钟，或用艾炷灸，每穴灸3～5壮。

方法三 取穴：隐白、大敦、关元、气海、三阴交、脾俞、肾俞穴。

灸法：每次选3～4个穴位，采用艾卷施灸，将点燃的艾卷接近施灸部位平行往复回旋熏灸，每穴灸7分钟左右，每天1次，10次为1个疗程。

【自我取穴】

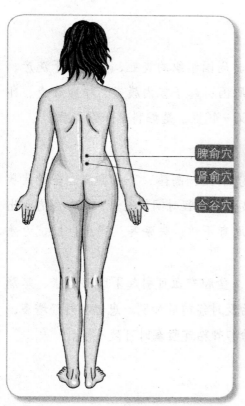

脾俞穴
肾俞穴
合谷穴

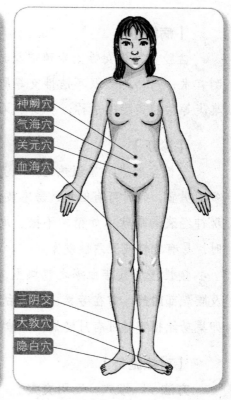

神阙穴
气海穴
关元穴
血海穴

三阴交
大敦穴
隐白穴

健康贴士

注意经期及产后保健，保持外阴清洁，防止盆腔感染。保持心情舒畅，避免过度紧张。注意增加营养，多吃含蛋白质丰富的食物以及蔬菜和水果。在生活上劳逸结合，少做重体力劳动和剧烈运动，睡眠要充足，精神要愉快，不要在思想上产生不必要的压力。

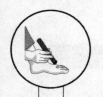
盆腔炎

病解 → 诊断 → 对症施灸 → 自我取穴

【病解】

盆腔炎是指女性上生殖道及其周围组织的炎症，是指由于流产、刮宫术、产褥热以及不洁性交等原因引起子宫内膜炎、输卵管炎、卵巢炎等盆腔炎症的总称，多发于30～40岁，是妇科临床常见病。

【诊断】

急性盆腔炎多属湿热蕴结之炎病症，高热、下腹剧痛、全身症状多不明显，有时可有低热，易感疲乏，病程时间较长者，部分患者会出现神经衰弱症状，如精神不振、周身不适、失眠等。当患者抵抗力差时，易有急性或亚急性发作。

慢性多属气滞血瘀之包块型，盆腔充血可引起下腹部坠胀、疼痛及腰骶部酸痛。常在劳累、性交后及月经前后加剧。患者会月经增多，卵巢功能损害时可有月经失调，输卵管粘连阻塞时可致不孕。

【对症施灸】

方法一 取穴：三阴交穴。

灸法：采用艾条温和灸，对三阴交穴进行施灸，灸至皮肤出现红晕，使患者有温热舒服的感觉，每次灸20～30分钟，7天1个疗程，休息1～2天后，再进行第2疗程，一般灸1～2疗程。除了灸三阴交穴，也可灸腹部压痛点。

适用于慢性盆腔炎患者。

方法二 取穴：气海、中极、归来。根据症状不同，也可配大肠俞、次髎穴。

灸法：用艾炷隔姜灸。用艾绒做成直径1.5厘米、高1.8厘米的艾炷，置于0.1厘米厚的鲜姜片上，然后放在所选穴位上，每穴灸3壮，每壮6~7分钟。

适用于急、慢性盆腔炎患者。

方法三 取穴：神阙、归来、中极、气海、大肠俞、次髎、三阴交穴。

灸法：用艾炷隔姜灸（或隔饼灸），中极、神阙、气海、归来穴各灸3~5壮，余穴则施用艾条温和灸，每穴灸5~10分钟，以灸至局部皮肤灼热红润为度，每天或隔日灸1次。

适用于急性盆腔炎患者。

【自我取穴】

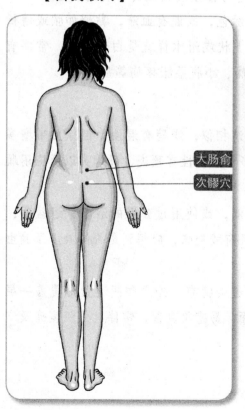

大肠俞
次髎穴

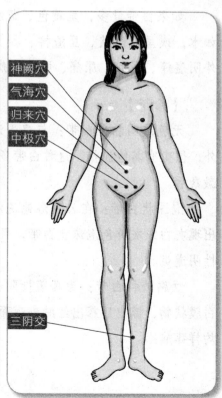

神阙穴
气海穴
归来穴
中极穴

三阴交

白带异常

病解 → 诊断 → 对症施灸 → 自我取穴

【病解】

白带是妇女从阴道里流出来的一种白色液体，正常白带是白色或淡黄色的，有时透明，有时黏稠，无异味。白带受雌激素影响，有周期性的变化，有时增多，有时减少。排卵期的白带透明、量多，而其他时间则量少、黏稠。其量、质与身体生理状况变化有关。

如果白带量多，呈黄色、黄绿色，或混有血液，黏稠如脓或清稀如水，或呈泡沫状、豆渣样、凝乳状或淅水样就是白带异常，常伴有外阴瘙痒、尿频、尿痛、腰部酸痛、小腹坠胀疼痛等症。

【诊断】

无色透明黏性白带：与鸡蛋清相似，或稍有混浊，但除白带增多外，很少有其他症状，这种白带多见于慢性宫颈炎、颈管炎以及应用雌激素后。

泡沫状白带：在公共浴池洗澡，或使用过公用的浴巾、浴盆后，出现灰白或灰黄色泡沫状白带，且有酸臭味，应想到是否传染上了滴虫性阴道炎。

豆腐渣样白带：为真菌性阴道炎特有。外阴和阴道壁常覆盖一层白膜状物，擦出后露出红肿黏膜面，易感染真菌，常伴有外阴瘙痒及烧灼样疼痛感。

【对症施灸】

方法一　取穴：命门、神阙、中极穴。

灸法：采用艾卷灸法，每穴灸5分钟，每天或隔日1次，10~15次为1个疗程。

方法二　取穴：三阴交、气海、隐白、足三里、命门穴。

灸法：每次选3~4个穴位，采用艾卷灸法，距离穴位3厘米左右，点燃艾灸，固定施灸，或回旋移动施灸，每穴灸5~7壮。隔日1次，10次为1个疗程。

【自我取穴】

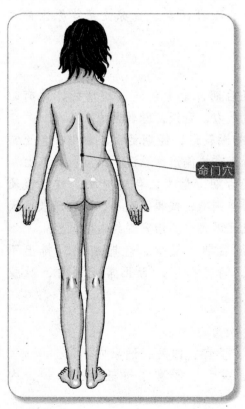

命门穴

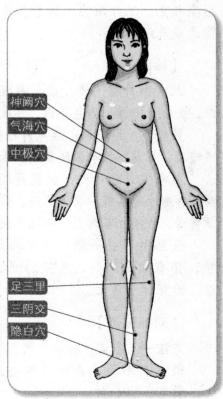

神阙穴
气海穴
中极穴
足三里
三阴交
隐白穴

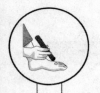
月经不调

病解 → 诊断 → 对症施灸 → 自我取穴

【病解】

中医学一般将月经失调称为月经不调，又将月经不调归纳为月经先期、月经后期、月经过多或月经过少。但临床上往往不是单纯一种症状出现，如月经过多常与月经先期并见，月经过少常与月经后期并见。工作压力、精神因素、心理因素、贪凉受寒等原因都可能造成月经不调。

【诊断】

血虚型月经不调：症见月经后期，量少色淡，质清稀，伴有眩晕，失眠，心悸，面色苍白，神疲乏力，舌淡，脉弱无力。

肾虚型月经不调：症见月经初潮较迟，经期延后，量少，色正常或暗淡，质薄，伴有腰酸背痛，舌正常或偏淡，脉沉。治宜补肾养血。

血寒型月经不调：症见月经后期，量少，色暗有块，或色淡质稀，伴有小腹冷痛，喜温喜按，得热则减，或畏寒肢冷，小便清长，大便稀薄，舌淡，苔薄白，脉沉紧或沉迟无力。治宜温经散寒调经。

气郁型月经不调：症见月经后期，量少，色暗有块，排出不畅，伴有少腹胀痛，乳胀胁痛，精神抑郁，舌正常或稍暗，脉弦涩。治宜行气活血。

【对症施灸】

方法一　取穴：膻中、关元、子宫、内关、涌泉穴。

灸法：用隔姜灸或温和灸，关元、子宫不得低于20分钟，内关、涌泉各10分钟。

适用于血虚型月经不调。

方法二　取穴：八髎穴、归来、三阴交。

灸法：用隔姜灸或温和灸，归来穴不低于10分钟，八髎穴不低于15分钟，三阴交不低于10分钟。

适用于肾虚型月经不调。

方法三 取穴：关元、八髎穴、三阴交、足三里。

灸法：用隔姜灸或温和灸，在小腹部用三眼艾灸盒，可同时插三根艾条或两根艾条，这样火力大点。关元、八髎穴艾灸20分钟，足三里、三阴交各10分钟。

适用于血寒型月经不调。

方法四 取穴：关元、命门、肩井、太冲。

灸法：用隔姜灸或温和灸，关元、命门各20分钟，肩井、太冲各10分钟。

适用于气郁型月经不调。

【自我取穴】

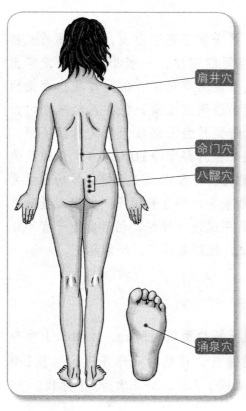

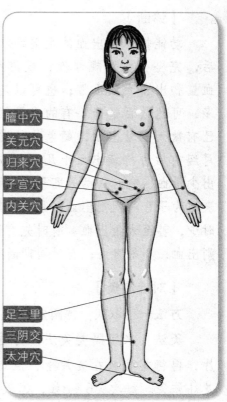

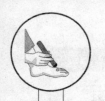

功能性子宫出血

病解 ➡ 诊断 ➡ 对症施灸 ➡ 自我取穴 ➡ 健康贴士

【病解】

功能性子宫出血简称"功血"，系指无周身性疾病（如出血性疾病，心血管病，肝、肾疾病等）及生殖器官器质性病变（如子宫内膜息肉、子宫肌瘤、绒毛膜上皮癌、不全流产等），而是由于神经内分泌系统功能障碍所引起的子宫异常出血。

【诊断】

功能性子宫出血的主要症状是子宫不规则出血，月经提前或错后，完全失去了规律性；或月经周期缩短，一般小于21天，但出血量和出血天数正常；也可以是月经周期正常，但是每次出血量极多，可达数百毫升。有的人虽然月经周期正常，但在月经来潮之前已有数天少量出血，颜色往往发暗，月经来潮数天后又淋漓不净，月经前后可持续出血十几天，或者在月经干净10天左右，阴道又流出少量血，有时一两天即干净，称为排卵型出血。无排卵型功血主要表现为子宫不规则出血，月经周期紊乱，经期长短不一，出血量时多时少，甚至大量出血。有时先有数周或数月停经，然后发生子宫不规则出血，不易自止；有时周期尚准，但经量增多，经期延长。

【对症施灸】

方法一 取穴：神阙穴。

灸法：采用隔姜灸法，将适量精盐面填满脐孔，上面放上生姜片，再将艾炷放在姜片上，点燃施灸，稍感灼痛即压灭，再换1个艾炷施灸。每次灸6~8壮，每天或隔日1次，3~5次为1个疗程。

方法二 取穴：中极、神阙、三阴交穴。

灸法：采用艾条悬灸法，每穴灸5分钟；或用艾炷灸，每穴灸5～7壮。每天或隔日1次，10次为1个疗程。

【自我取穴】

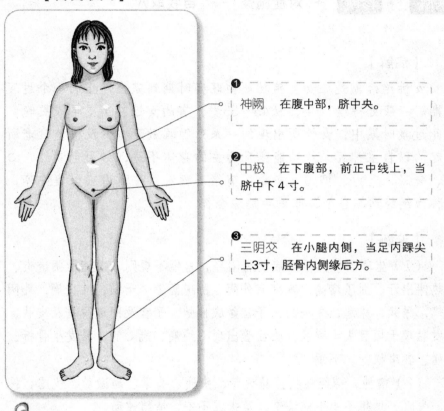

❶ 神阙　在腹中部，脐中央。

❷ 中极　在下腹部，前正中线上，当脐中下4寸。

❸ 三阴交　在小腿内侧，当足内踝尖上3寸，胫骨内侧缘后方。

健康贴士

加强营养，多食含铁、高蛋白质、高热量及高维生素食物，如动物肝脏、新鲜的绿叶蔬菜、水果、鸡蛋、豆制品等；禁食辛辣食物，以免造成体内过热；经期应避免过度劳累及剧烈运动，保证足够的休息；保证睡眠时间，要做到精神愉快，不背思想包袱；注意经期卫生。如出血量多、服止血药无效，且患者出现脉搏快、血压下降时，应立即去医院就诊。

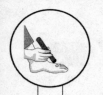

更年期综合征

病解 → 诊断 → 对症施灸 → 自我取穴

【病解】

女性绝经期是妇女生殖功能由旺盛时期到完全停止的一个过渡时期。一般可持续10年，从45～55岁，有的女性甚至更早或更晚。在此过渡时期中，女性所出现的一系列因雌激素减少及机体衰老所引起的以自主神经系统功能紊乱为主的身体不适，如面色潮红、心悸、失眠、乏力、抑郁、多虑、情绪不稳定、注意力难以集中等，统称为绝经期综合征，即更年期综合征。

【诊断】

（1）生理症状：早期症状有闭经、月经不规则、萎缩性阴道炎、潮热伴出汗、血压增高；晚期有外阴、阴道萎缩、干燥，性交痛，外阴痛痒，尿频，尿急，尿失禁，子宫盆底松弛，子宫及阴道脱垂及皮肤、毛发黏膜干燥且失去弹性；心血管出现心绞痛、冠心病；易发生骨折、腰痛、乳房松弛、下垂。

（2）精神、神经症状：易疲劳、头痛、头晕、易激动、忧虑、抑郁、失眠、思想不集中或淡漠、紧张或不安、情绪波动。

（3）出现新陈代谢性障碍：肥胖，体重增加，脂肪堆积部位多在腹部、臀、乳房、颈下及上肢等处；部分患者有关节痛、骨质疏松，以累及脊椎为主，故常有腰背痛。

中医学认为更年期综合征是肾气不足、天癸衰少，以致阴阳平衡失调造成。因此在治疗时，以补肾气、调整阴阳为主。

【对症施灸】

方法一 取穴：脾俞、足三里、肾俞、关元、血海、三阴交、八髎穴。

灸法：用艾条温和灸，每次取3~5穴，各灸15~20分钟，每天或隔日灸1次，10次为1个疗程。

或用艾炷隔附片灸，每次取3~5穴，各灸3~7壮，隔日灸1次，10次为1个疗程。

方法二 取穴：脾俞、肾俞、关元、气海、足三里、三阴交。

配穴：心烦加大陵；潮热加复溜、照海；纳少便溏者，加中脘；失眠多梦者，加神门。

灸法：用温灸针，每次取3~5穴，施用常规温针灸法。每次各灸20~30分钟，每天1次，10次为1个疗程。

【自我取穴】

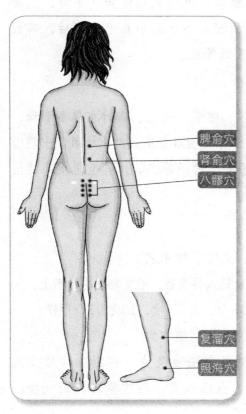

脾俞穴
肾俞穴
八髎穴
复溜穴
照海穴

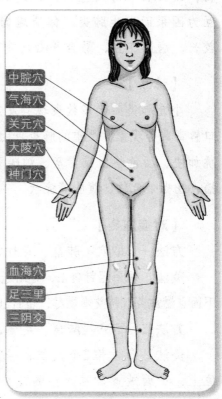

中脘穴
气海穴
关元穴
大陵穴
神门穴
血海穴
足三里
三阴交

小儿肺炎

病解 → 诊断 → 对症施灸 → 自我取穴 → 健康贴士

【病解】

肺炎是小儿的常见疾病，临床以发热、咳嗽、气急、鼻煽为主要症状，多见于婴幼儿，一年四季均可发病，而以冬春季节气候变化时发病率尤高。其病因主要是小儿素喜吃过甜、过咸、油炸等食物，致宿食积滞而生内热，痰热壅盛，偶遇风寒使肺气不宣，二者互为因果而发生肺炎。体质虚弱和营养不良的小儿患本病后，病程较长，病情亦重，易合并心功能衰竭等症。

【诊断】

小儿肺炎症状多数表现有发热、咳嗽、气急、有时有鼻翼翕动、口唇青紫等现象。严重的肺炎可由于呼吸困难而造成严重缺氧，出现心跳加快、面色苍白或青紫、烦躁不安、嗜睡等症状，甚至出现高热抽搐、吐咖啡色物、腹胀等症状。

【对症施灸】

方法一　取穴：肺俞、身柱、定喘、膻中穴。

灸法：采用温针灸法，先用毫针刺入得气后，用艾卷插在针柄上，从下面点燃施灸，待艾卷燃尽，留针10分钟，每天1次，10次为1个疗程。

方法二　取穴：肺俞、定喘、大椎、膻中穴。

灸法：每次取2个穴位，采用艾炷隔姜灸法，将鲜姜片放在穴位上，上面放置黄豆大小的艾炷，点燃施灸，每次每穴灸3～5壮，隔日1次，7次为1个疗程。

【自我取穴】

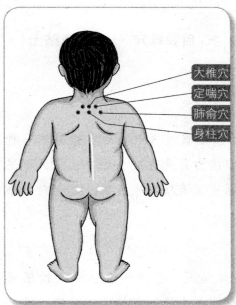

大椎穴
定喘穴
肺俞穴
身柱穴

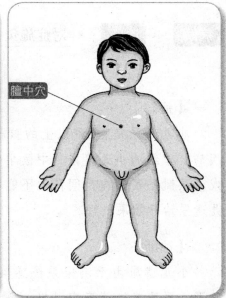

膻中穴

健康贴士

　　小儿肺炎要针对孩子的病情、症状等，需要判断是感染性肺炎还是非感染性肺炎。病情允许的话，注射抗生素以后，口服药物就可以了。原则上不输液，如果输液要根据病情需要及时调整，如果重症或有并发症的，不建议门诊治疗，建议及时住院，多数采用止咳、化痰、退烧等治疗方法，并可采用中医学的疗法配合治疗。

　　小儿肺炎的护理也很重要，有些家长重视治疗忽视护理，导致病情反复。应让小儿左右侧卧，经常叩背，帮助排痰。多饮水，防止痰液黏稠，经常用清水擦口腔，保持口腔清洁。吃容易消化的食品，每餐不要吃得过饱（吃得太饱，膈肌上抬，会影响呼吸）。

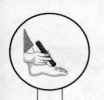
小儿遗尿

病解 ➡ 诊断 ➡ 对症施灸 ➡ 自我取穴 ➡ 健康贴士

【病解】

小儿遗尿是指3岁以上的孩子在睡眠过程中不自觉排尿的一种疾病。单纯的小儿遗尿，中医学归结为肾元虚空。因小儿先天不足或者禀赋不足，在夜间肾元不能固守尿液就发生遗尿。艾灸对于小儿遗尿治疗效果很好。

【诊断】

小儿遗尿由于泌尿系统感染如包茎、包皮过长、先天性尿道畸形、尿路感染等疾病引起；也有的由先天性脊柱裂、癫痫、糖尿病、尿崩症等全身系统疾病引起。

遗尿症多发生于5~10岁儿童，男孩较多见。临床一般分为两大类：

（1）原发性遗尿：是指出生后一直尿床者；与睡眠障碍有关的遗尿，绝大多数属于此种。

（2）继发性遗尿：指患儿在5岁以内，曾有一段时间（约3~6个月）不尿床，而后再发生遗尿者。

【对症施灸】

方法一 取穴：关元、肾俞、外关、三阴交穴。

灸法：通常采用悬灸、温和灸或者艾灸盒施灸的方法，取关元、肾俞、外关、三阴交穴，一般灸10~20分钟，百会、大椎、三阴交灸5~10分钟。

方法二 取穴：关元、中极、足三里、阴陵泉、肾俞、至阴、大敦穴。

灸法：每次选用2～3个穴位，采用艾炷隔姜灸法，将鲜姜片放在施灸部位，上置如黄豆粒大小的艾炷，点燃施灸，每穴每次灸4～5壮，每天或隔日1次，7次为1个疗程。

方法三　取穴：关元、中极、神阙、三阴交、至阴穴。

灸法：采用艾炷灸法，选用中艾炷对上述3～4个穴位进行施灸，每穴灸4～5壮，每天1次，7次为1个疗程。

【自我取穴】

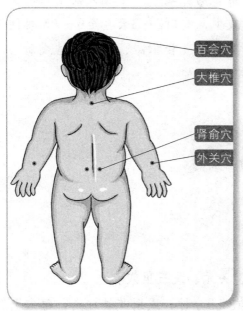

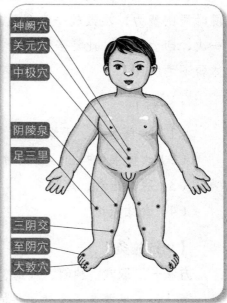

百会穴
大椎穴
肾俞穴
外关穴

神阙穴
关元穴
中极穴
阴陵泉
足三里
三阴交
至阴穴
大敦穴

健康贴士

　　有的小儿遗尿排除身体机能原因，是因为没有养成良好的生活习惯或晚间饮水过多所致，如发现小儿遗尿，不要盲目治疗，应该首先查明原因。对经常尿床的孩子，为减少夜里膀胱的贮尿量，晚饭要吃的清淡，少饮水，不宜吃西瓜、橘子、梨等水果及牛奶。睡前不要给孩子看惊险电视、电影或者讲恐怖故事。

小儿便秘

病解 → 诊断 → 对症施灸 → 自我取穴 → 健康贴士

【病解】

　　便秘是经常困扰家长的儿童常见病症之一。小儿大便干硬，排便时哭闹费力，次数较平常明显减少，有时2～3天甚至6～7天排便一次，即为便秘。此症多因饮食不当、乳食积滞、燥热内结或病后体弱不足所致。

【诊断】

（1）大便量少、干燥。

（2）大便难于排出，排便时有痛感。

（3）腹部胀满、疼痛。

（4）食欲减退。

【对症施灸】

　　方法一　取穴：神阙、气海、关元、足三里穴。

　　灸法：采用艾条悬灸法，每穴灸5分钟；或用艾炷施灸，每穴灸3～5壮。隔日1次，6次为1个疗程。

　　方法二　取穴：天枢、水道、上巨虚、曲池穴。

　　灸法：采用艾条悬灸法，每穴灸5分钟；或用艾炷施灸，每穴灸3～5壮。隔日1次，6次为1个疗程。

【自我取穴】

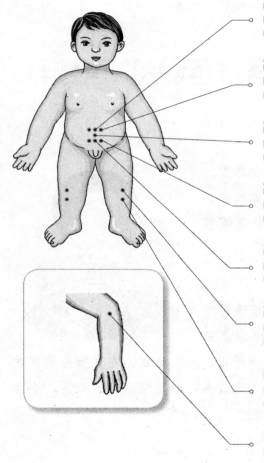

❶ 神阙　在腹中部，脐中央。

❷ 天枢　在腹中部，平脐中，距脐中2寸。

❸ 气海　在下腹部，前正中线上，当脐中下1.5寸。

❹ 水道　在下腹部，当脐中下3寸，距前正中线2寸。

❺ 关元　在下腹部，前正中线上，当脐中下3寸。

❻ 足三里　在小腿前外侧，当犊鼻下3寸，距胫骨前缘一横指（中指）。

❼ 上巨虚　在小腿前外侧，当犊鼻下6寸，距胫骨前缘一横指（中指）。

❽ 曲池　在肘横纹外侧端，屈肘，当尺泽与肱骨外上髁连线中点。

健康贴士

　　注意小儿的饮食结构，改变偏食的坏习惯，要注意多吃些青菜和果汁（可以给些橙汁、雪梨汁或胡萝卜汁），少吃辛辣、刺激、油腻的食物，补充平时膳食纤维摄入的不足，以改善大便症状，从而达到平衡肠内微循环的方法来根治；多喝水，并给小儿养成定期排便的习惯，儿童要进行适当的体育锻炼，以增强体质。

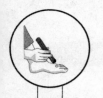

小儿伤食

病解 → 诊断 → 对症施灸 → 自我取穴 → 健康贴士

【病解】

小儿进食超过了正常的消化能力，便会出现一系列消化道症状，如厌食、上腹部饱胀、舌苔厚腻、口中带酸臭味。这些现象称为"伤食"。

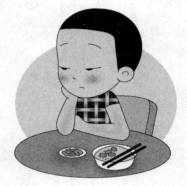

【诊断】

小儿伤食是因饮食不当损伤脾胃所致的病症，也叫积食。从中医学观点来说，是由于脾胃虚弱致食物蓄积肠胃，无法消化，在胃肠内堆积发酵而产生热能的发烧，以婴幼儿为最多。此发烧四肢掌心热，不像感冒的四肢冷，消食即烧退而痊愈。

【对症施灸】

取穴：神阙穴、中脘穴、气海穴、百会穴、足三里穴。

灸法：采用清艾条温和灸，艾灸神阙穴、中脘穴、气海穴及整个腹部，并灸百会和足三里。针灸双侧的足三里，每个穴位灸15分钟，每天1～2小时。

【自我取穴】

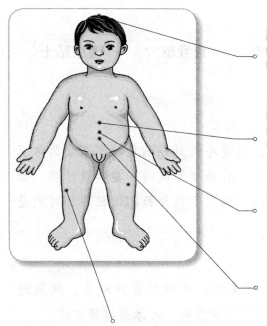

❶ 百会　在头部，当前发际正中直上5寸，或两耳尖连线中点处。

❷ 中脘　在上腹部，前正中线上，当脐中上4寸。

❸ 神阙　在腹中部，脐中央。

❹ 气海　在下腹部，前正中线上，当脐中下1.5寸。

❺ 足三里　在小腿前外侧，当犊鼻下3寸，距胫骨前缘一横指（中指）。

健康贴士

　　按摩治小儿伤食法：令小儿仰卧、两腿屈膝，再将一手掌放在患儿腹部，然后从腋窝处开揉，手法由轻、慢，到重、快，边揉边移动，直至正腹部，再揉回上腹部，反复转圈。一般8分钟左右，腹部便有松软感，伤食症状即能减轻。

小儿厌食

病解 ➡ 诊断 ➡ 对症施灸 ➡ 自我取穴 ➡ 健康贴士

【病解】

厌食是指食欲减退或消失，这是小儿时期消化功能紊乱的常见症状之一。它是一种症状，并非一种独立的疾病。某些慢性病，如消化性溃疡、慢性肝炎、结核病、消化不良及长期便秘等都可能是厌食症的原因（仅占9%）。

【诊断】

小儿厌食一般精神状态均较正常，表现为食欲减退、厌恶进食、体重不增加。患病久者可出现面黄倦怠、形体消瘦等症状。

大多数小儿厌食症不是由于疾病引起（占86%），而是由于不良的饮食习惯、不合理的饮食制度、不佳的进食环境及家长和孩子的心理因素造成的。

【对症施灸】

方法一 取穴：足三里穴。

灸法：采用艾条悬灸法，每天1次，至食欲增进为止。

方法二 取穴：脾俞、胃俞、中脘。

灸法：用艾条温和灸，每穴各灸10~15分钟，每天1次，至食欲增进为止。

【自我取穴】

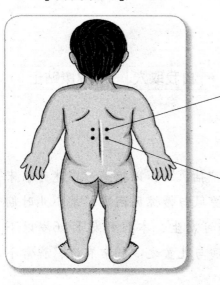

❶ 脾俞　　在背部，当第11胸椎棘突
　　下，旁开1.5寸。

❷ 胃俞　　在背部，当第12胸椎棘突
　　下，旁开1.5寸。

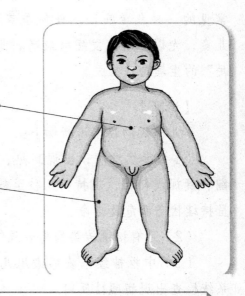

❸ 中脘　　在上腹部，前正中线上，当
　　脐中上4寸。

❹ 足三里　　在小腿前外侧，当犊鼻下
　　3寸，距胫骨前缘一横指（中指）。

健康贴士

　　孩子厌食，一是要看小儿科或消化专科医生，不要听信游医巫医的花言巧语；二是不要过分依赖药物，家长应该避免"追喂"等过分关注孩子进食的行为；三是饮食要规律，当孩子故意拒食时，不能迁就，定时进餐，保证饮食卫生；四是生活规律，睡眠充足，定时排便；五是营养要全面，多吃粗粮杂粮和水果蔬菜；六是节制零食和甜食，少喝饮料。

小儿惊风

病解 ➡ 诊断 ➡ 对症施灸 ➡ 自我取穴 ➡ 健康贴士

【病解】

小儿惊风又称"惊厥"，俗名"抽风"，以抽搐、昏迷为临床主要特征。根据临床表现又分为急惊风与慢惊风两种，是小儿时期常见的一种危重病证。任何季节均可发生，本病好发于16岁以下儿童，尤以婴幼儿发病率最高。此病与儿童之"肝常有余、脾常不足"的生理特点有关。

【诊断】

小儿惊风的临床诊断如下：

（1）突然发病，出现高热、神昏、惊厥、喉间痰鸣、两眼上翻、凝视或斜视，可持续几秒至数分钟。严重者可反复发作，甚至呈持续状态而危及生命。

（2）可有接触传染病患者或饮食不洁的病史。

（3）中枢神经系统感染患儿，脑脊液检查有异常改变，神经系统检查出现病理性反射。

（4）细菌感染性疾病，血常规检查白细胞及中性粒细胞常增高。

（5）必要时可做大便常规及大便细菌培养、血培养、摄胸片、脑脊液等有关检查。

【对症施灸】

取穴：主穴——天枢、神阙、足三里、太冲。配穴——外感型，加曲池、大椎；痰热型，加丰隆、列缺；惊恐型，加印堂、涌泉、水沟。

灸法：采用艾条温和灸，每穴灸10～20分钟，每天灸1次，5次为1个疗程。

或用艾炷无瘢痕灸，每穴灸5壮，每天灸1次，5次为1个疗程，用于神志不清患儿。

【自我取穴】

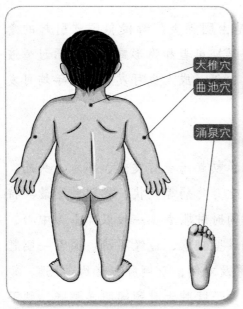

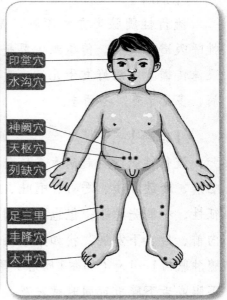

健康贴士

（1）患儿发生抽搐时，家长切勿用力制伏，以免扭伤骨折。可将患儿头部歪向一侧，防止呕吐物吸入。将纱布包裹压舌板，放在上下牙齿之间，防止咬伤舌体。

（2）患儿如果出现发热时，用冰块或冷水毛巾敷头和前额。抽风时切忌喂食物，以免呛入呼吸道。

（3）保持安静，避免刺激。密切注意病情变化。

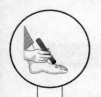

流行性腮腺炎

病解 → 诊断 → 对症施灸 → 自我取穴 → 健康贴士

【病解】

流行性腮腺炎亦称痄腮，是由腮腺炎病毒侵犯腮腺引起的急性呼吸道传染病。传染源主要是早期患者和隐形感染者，通过唾液飞沫传播。本病好发于儿童，青少年、成人也可发病，常年均可发病，多见于春、冬两季。

【诊断】

流行性腮腺炎起病大多较急，初起患者有发热、寒意、头痛、咽痛、食欲不佳、恶心、呕吐、全身疼痛等症状，腮腺肿胀最具特征性，一侧先肿胀，但也有两侧同时肿胀者。一般以耳垂为中心，向前、后、下发展，状如梨形而具坚韧感，边缘不清。通常一侧腮腺肿胀后1~4天（偶尔1周后）累及对侧，双侧肿胀者约占75%。颌下腺或舌下腺也可同时被波及，颌下腺肿大时颈部明显肿胀，颌下可扪及柔韧而具轻触痛的椭圆形腺体；舌下腺也可同时被累及，舌下腺肿大时可见舌及颈部肿胀，并出现吞咽困难。腮腺肿胀大多于1~3天达到高峰，持续4~5天逐渐消退而恢复正常。

【对症施灸】

取穴：翳风、角孙、颊车、曲池、合谷、外关穴。

灸法：采用艾炷隔蒜灸法，每穴灸5~10壮，每天1次，5次为1个疗程。

或用艾条温和灸法，每穴灸5~10分钟，每天2次，5次为1个疗程。

【自我取穴】

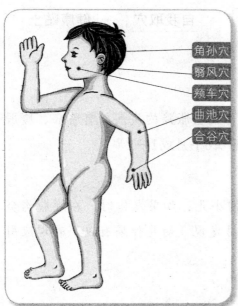

角孙穴
翳风穴
颊车穴
曲池穴
合谷穴

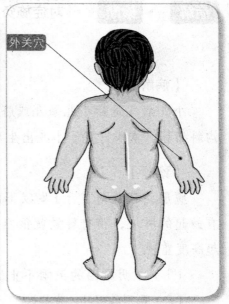

外关穴

健康贴士

（1）患者要与健康人隔离，居室要定时通风换气，保持空气流通。

（2）注意休息，调节饮食。由于腮腺肿大可引起进食困难，因此要吃一些富有营养、易于消化的半流食或软食，如稀饭、面片汤、鸡蛋羹等。忌吃酸辣、甜味及干硬的食物。

（3）患者要注意口腔卫生，经常用温盐水或复方硼砂液漱口，以清除口腔内的食物残渣，防止出现继发性细菌感染。

小儿疝气

病解 → 诊断 → 对症施灸 → 自我取穴 → 健康贴士

【病解】

小儿疝气是指小儿睾丸或脐部偏坠胀痛的疾病。有脐疝、腹股沟斜疝等。本病好发于小儿出生后头6个月或1~2岁。

【诊断】

腹股沟疝气好发于1岁以下的小儿，如果发作时，在腹股沟会有鼓起的肿块，稍有警觉就很容易发现。幼儿如果有以下表现应引起高度重视。

（1）不明原因的哭闹不止。

（2）剧烈的呕吐，发烧。

（3）肠梗阻。

（4）发现血便。

出现以上任一症状者需要考虑患小儿疝气并伴有嵌顿的可能。

【对症施灸】

取穴：主穴，三角灸（疝气、脐旁）。配穴，关元、气海、曲骨、气冲、冲门等。

灸法：用艾炷无瘢痕灸法，取穴用无伸缩性绳子，量患儿两口角长度，延长3倍，折成等边三角形，以上角置脐中心，下边在脐下呈水平，下边有两角，尽处是穴。穴名为疝气、脐旁、脐环等。主穴每次必用，配穴轮流配用。每穴灸5壮，每天或2~3天施灸1次。

【自我取穴】

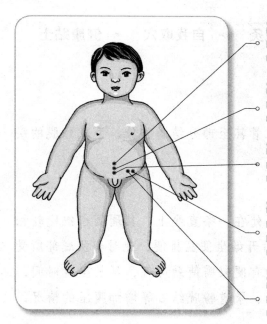

❶ 气海　在下腹部，前正中线上，当脐中下1.5寸。

❷ 关元　在下腹部，前正中线上，当脐中下3寸。

❸ 曲骨　在下腹部，当前正中线上，耻骨联合上缘的中点处。

❹ 冲门　在腹股沟外侧，距耻骨联合上缘中点3.5寸，当髂外动脉搏动处的外侧。

❺ 气冲　在腹股沟稍上方，当脐中下5寸，距前正中线2寸。

健康贴士

（1）应尽量避免和减少患儿哭闹、咳嗽和便秘。

（2）注意休息，坠下时，可用手按摩，推至腹腔。

（3）尽量减少奔跑与站立过久，适当注意休息。

（4）适当增加营养，平时可吃一些具有补气作用的食物，如山药、扁豆、鸡、鱼、肉、蛋等。

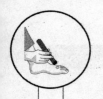
小儿脱肛

病解 → 诊断 → 对症施灸 → 自我取穴 → 健康贴士

【病解】

小儿脱肛是指小儿直肠肛管甚至部分结肠移位，下降外脱的疾病。年老体弱者亦有发生。

【诊断】

婴幼儿的直肠与肛管上下处在一条直线上，其周围组织比较松弛，肌肉比较薄弱，在2岁前后开始坐便盆排便，此时会阴底部所受腹压要大，大便也硬一些，如有便秘需使劲屏气，延长坐盆时间，或频繁腹泻，或有咳嗽，包茎、尿道膀胱结石等增加腹压的情况，均容易引起脱肛。

脱肛初始仅在用劲排便时出现，便后可以自动缩回。发展到后来可能要用手帮助送回去，小儿哭闹时也可出现。如长时间不将它送回，可发生水肿、渗血、溃疡，从而引起坠胀、疼痛、里急后重，流脓血黏液等。

【对症施灸】

取穴：百会、神阙穴。

灸法：用艾炷隔盐灸法，取神阙穴，每次隔盐灸3壮，每天灸1次，10次为1个疗程。

或用艾炷隔姜灸，取百会穴，抱患儿正坐位，术者站在其后面，先按摩百会穴，有热感后，用生姜一片贴在百会穴上，再置艾炷，点燃灸2壮。每天灸2次，连灸3~5次。

【自我取穴】

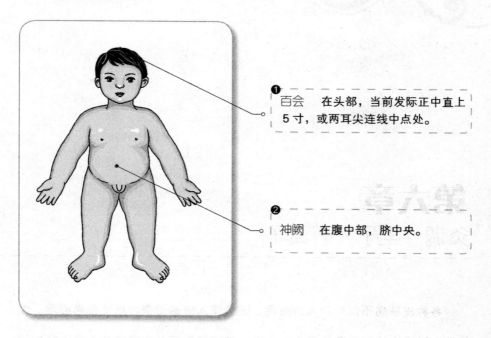

❶ 百会　在头部，当前发际正中直上 5 寸，或两耳尖连线中点处。

❷ 神阙　在腹中部，脐中央。

健康贴士

（1）加强肛门护理和清洁。每次大便后用温水先清洗肛门，并及时将脱出的直肠揉托还纳。

（2）大便时间不能太长，更不要久坐痰盂。

（3）加强营养和饮食卫生，防止腹泻或便秘。

（4）鼓励患儿做提肛锻炼。

第六章
灸调"里子"有面子

　　各种皮肤病不仅影响人的美观，还会使人倍感无奈，产生自卑心理。尤其是在极注重外在形象的现代社会中，皮肤病反复发作往往令许多人烦恼倍增；五官科疾病也一样，像耳聋、耳鸣，过敏性鼻炎，牙痛，近视、远视，鼻出血等，不仅让你没"面子"，还丢失了健康的"里子"。艾灸治疗皮肤科及五官科疾病，不仅让你面子上有光，同时还能让你收获一个健康的"里子"，真可谓一举两得。

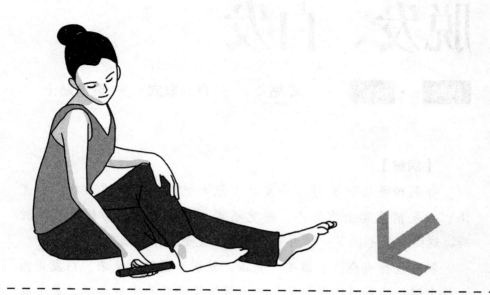

脱发、白发

病解 → 诊断 → 对症施灸 → 自我取穴 → 健康贴士

【病解】

每到梳头、洗头时，头发就大把大把地掉，发质干枯没有光泽，白发悄悄爬上你的头。睡觉不实，老做梦，容易醒，牙龈肿痛，这是肾气不固了。肾为先天之本，就是身体的基础。

脱发包括有全脱、斑秃、秃顶，发病原因较为复杂。白发是由于肾上腺机能衰退所引起的，肾上腺机能旺盛头发就乌黑，肾上腺机能衰退，则头发就发白甚至脱发。

【诊断】

脱发、白发的原因：

（1）与患者自身的工作、生活环境有关。熬夜、失眠、生活不规律、工作压力大等都会导致自主神经失调，影响头发的生长。

（2）气候的影响。特别是在夏秋两季，天气炎热、干燥，容易造成头发内分泌失调，头油增多堵塞毛囊孔，导致营养不良而脱落。

（3）体虚、肾虚也容易引起脱发、白发现象。

【对症施灸】

方法一　取穴：百会、头维、肾俞、足三里、膈俞穴。

灸法：选取以上2~3个穴位施灸，采用艾炷瘢痕灸，艾炷如黄豆般大小，每穴灸3~5壮。也可以采用艾条悬灸，每次选2~4个穴位，每穴灸10~20分钟，隔日灸1次。

方法二　取穴：百会、四神聪、肾俞、脾俞穴。

灸法：用艾炷或艾条每穴灸5～10分钟，秋冬季每天灸1次，春夏季隔日灸1次。

【自我取穴】

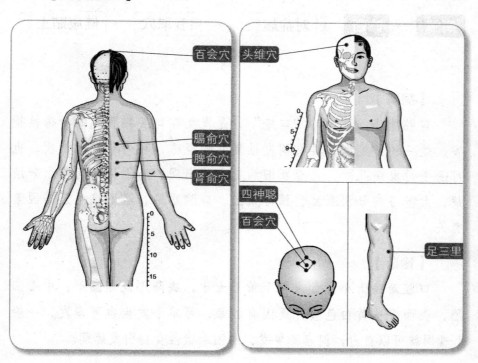

百会穴
头维穴
膈俞穴
脾俞穴
肾俞穴
四神聪
百会穴
足三里

健康贴士

用脑过度或精神紧张会促使白发早生，要保持精神愉悦，注意劳逸结合，避免用脑过度和精神紧张。平时要加强营养，多食用瘦肉、蛋类、豆制品、海产品、新鲜蔬菜、水果、黑芝麻、花生、杂粮等。

如果是由某些慢性疾病所致的少白头，在采用灸疗的同时，还应积极治疗原发疾病。采用艾条灸疗少白头时如配合头部按摩，效果会更好。

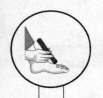

口腔溃疡

病解 → 诊断 → 对症施灸 → 自我取穴 → 健康贴士

【病解】

口腔溃疡，又称为"口疮"，是发生在口腔黏膜上的溃疡性损害，是一种常见病，具有周期性复发的规律，可一年发病数次，也可一个月发病几次，甚至新旧病变交替出现。病因目前尚不十分清楚，大多与内分泌紊乱、精神紧张、口腔感染、滥用抗生素等因素有关。

【诊断】

口腔溃疡大小可如米粒至黄豆大小，成圆形或卵圆形，中心凹陷，表面覆盖黄白色膜，周围有红晕，可单个发生也可多发，一般1~2周就可以自愈，但容易复发，或因刺激性食物引发疼痛。

【对症施灸】

方法一 取穴：公孙、梁门穴。

灸法：采用艾条温和灸法，每次每穴灸15~20分钟，将维生素C 1~2粒碾碎，涂在溃疡面上，每天2次，这样有助于治疗口腔溃疡。

方法二 取穴：神阙穴。

灸法：采用艾卷温和灸法，点燃艾条，对准脐部进行熏灸，待患者感觉温热舒适，将艾条燃烧的一端固定在一定高度（一般2厘米左右），连续施灸5~10分钟，灸至局部发红为度。也可配合雀啄灸，每天1次，重者加灸1次。

【自我取穴】

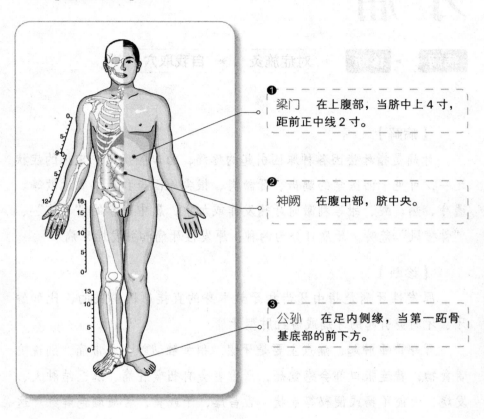

❶ 梁门　在上腹部，当脐中上4寸，距前正中线2寸。

❷ 神阙　在腹中部，脐中央。

❸ 公孙　在足内侧缘，当第一跖骨基底部的前下方。

健康贴士

　　平常应注意保持口腔清洁，常用淡盐水漱口，戒除烟酒，生活起居要有规律，保证充足的睡眠。坚持体育锻炼，饮食清淡，多吃蔬菜水果，少食辛辣、厚味的刺激性食品，保持大便通畅。调整心态对预防和治疗本病很有好处，凡事不要钻牛角尖，处事应开朗乐观。

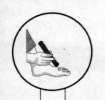

牙痛

病解 → 诊断 → 对症施灸 → 自我取穴

【病解】

牙痛是指牙齿因各种原因引起的疼痛，为口腔疾患中常见的症状之一，可见于西医学的龋齿、牙髓炎、根尖周围炎和牙本质过敏等。遇冷、热、酸、甜等刺激时牙痛发作或加重，属中医学的"牙宣"、"骨槽风"范畴。牙痛可分为两种：原发性牙痛和并发性牙痛。

【诊断】

原发性牙痛是指由牙齿和牙龈本身的直接原因造成的，比如蛀牙、牙周炎引起的牙痛或者红肿型牙痛。

牙龈严重肿起，痛点主要是牙龈，稍加触动就会非常痛，别说咀嚼食物，就连张口都会感觉痛，严重者会有咽喉肿痛、淋巴结肿大、发烧、大便不畅或便秘等症状。舌苔厚，干或黄，舌质颜色鲜红。这就是红肿型牙痛的表现。

神经性牙痛，俗称"虚火牙痛"。这种牙痛跟牙龈和牙齿都没有直接关系，多是身体的其他原因引发了牙神经亢奋而引起的牙根痛。如熬夜或其他五官的病变及头痛等原因，都有可能引起这类牙痛，故也称为并发性牙痛。

【对症施灸】

方法一 取穴：合谷、内庭、太溪、行间穴。

灸法：采用灯火灸法，用灯心草一端蘸油后点燃，垂直对准穴位，一触即离，听到一声爆响，火随之熄灭，即为1壮，每穴灸2

壮，每天1次。

方法二　取穴：太阳、耳门、翳风、颊车、合谷穴。

灸法：采用灯火灸法，每次灸5壮，每天1～2次。本法适用于风火牙痛（牙龈肿痛或由感染引起的牙痛）。

方法三　取穴：内庭、合谷、太溪、颊车、下关穴。

配穴：耳门、听宫、二间、鱼际、列缺、阳溪、外关、行间等穴。

灸法：每次选1～3个穴位，采用艾炷直接灸法，在穴位上涂上蒜汁，立即将艾炷贴在上面，用线香点燃施灸，灸至艾炷全部烧尽、艾火自行熄灭后，除去艾灰，再涂蒜汁，放艾炷施灸，每穴每次灸3～5壮。本法多见于牙痛发作时使用。

【自我取穴】

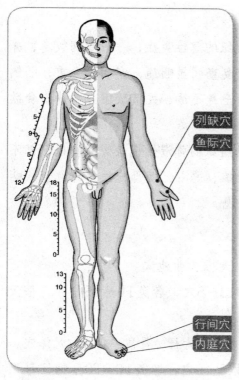

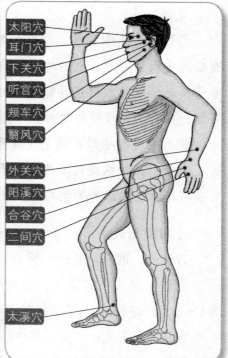

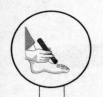
咽炎

病解 → 诊断 → 对症施灸 → 自我取穴 → 健康贴士

【病解】

咽炎是咽部黏膜下组织的炎症，常为上呼吸道感染的一部分。咽炎病因较为复杂，但常因受凉、过度疲劳、烟酒过度等致全身及局部抵抗力下降，病原微生物乘虚而入而引发本病。依据病程的长短和病理改变性质的不同，分为急性咽炎和慢性咽炎两大类。

【诊断】

急性咽炎是咽黏膜、黏膜下组织的急性炎症，一般起病较急，先有咽部干燥、灼热、粗糙感，继有复查明显咽痛，空咽时尤重，咽侧索受累时疼痛可放射至耳部。有时全身不适、关节酸困、头痛、食欲不振，并有不同程度的发热。

慢性咽炎是咽部黏膜下及淋巴组织的弥漫性慢性炎症。以咽部不适、发干、异物感或轻度疼痛、干咳、恶心，咽部充血呈暗红色，咽后壁可见淋巴滤泡等为主要临床表现。

【对症施灸】

方法一 取穴：肺俞、胃俞、大椎、曲池穴。

灸法：用艾条雀啄灸，每次取3~5穴，各灸10~15分钟，每天灸1~2次，连续5天为1个疗程。

方法二 取穴：大椎、膻中、肺俞、大杼、肾俞、合谷、尺泽穴。

灸法：用艾条温和灸，每次取3~5穴，各灸10~20分钟，每天1次，5次为1个疗程。

提示：适用于慢性咽炎。

【自我取穴】

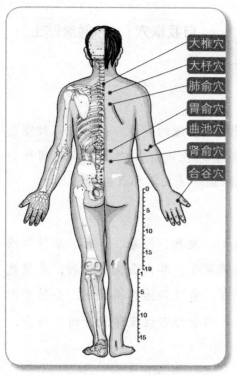

大椎穴
大杼穴
肺俞穴
胃俞穴
曲池穴
肾俞穴
合谷穴

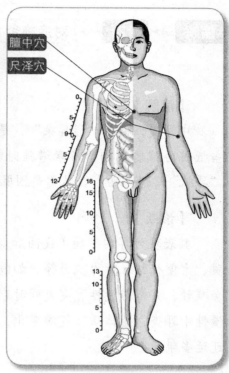

膻中穴
尺泽穴

健康贴士

　　咽炎发病期间，勿饮烈性酒和吸烟，饮食时避免辛辣、酸等强刺激调味品；适当控制用声，用声不当、用声过度、长期持续演讲和演唱对咽喉炎治疗不利。改善工作生活环境，结合设备的改造，减少粉尘、有害气体等对身体的刺激。

中耳炎

病解 → 诊断 → 对症施灸 → 自我取穴 → 健康贴士

【病解】

中耳炎，俗称"烂耳朵"，是鼓室黏膜的炎症。病菌进入鼓室，当抵抗力减弱或细菌毒素增强时就会产生炎症，中医学将本病称为"耳脓"、"耳疳"，认为是因肝胆湿热（火）邪气盛行引起。

【诊断】

其表现为耳内疼痛（夜间加重）、发热、恶寒、口苦、小便红或黄、大便秘结、听力减退等。如鼓膜穿孔，耳内会流出脓液，疼痛就会减轻，并常与慢性乳突炎同时存在。急性期治疗不彻底，会转变为慢性中耳炎，随体质、气候变化，耳内会经常性流脓液，时多时少，迁延多年。

【对症施灸】

方法一 取穴：身柱、液门、后溪穴。

灸法：采用艾炷施灸，患者取俯卧姿势，先灸身柱，后灸手侧的液门、后溪穴，双耳同病者取双侧穴位，每穴灸5~7壮，每天1次。

方法二 取穴：翳风、外关、合谷、太溪、耳门、听宫、足临泣、三焦俞、肾俞穴。

灸法：每次选用1~3个穴位，采用艾卷温和灸法施灸，先滴入双氧水清除外耳道脓液，再以消毒棉签将外耳道擦净后施灸，每次灸3~5分钟，灸至皮肤红润、有灼热感即停止，耳朵周围的穴道施灸时间应缩短。每天或隔日灸1次，5次为1个疗程。

本法适用于化脓性中耳炎。

【自我取穴】

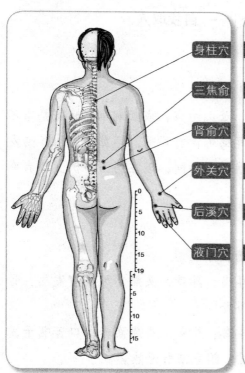
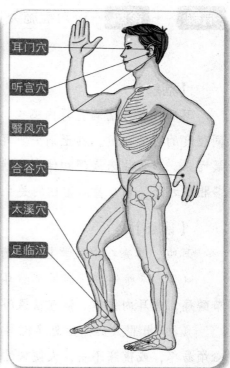

身柱穴
三焦俞
肾俞穴
外关穴
后溪穴
液门穴

耳门穴
听宫穴
翳风穴
合谷穴
太溪穴
足临泣

健康贴士

家中如果有人抽烟、刷油漆或点香时，应该保持室内空气流通，这样可防止上呼吸道黏膜受到刺激而引起肿胀。平时应注意不要把水灌入耳内，如果耳朵内不慎进水，应立即把进水的耳朵朝下，摇晃几下头，让水流出来，然后用干棉球轻轻擦拭外耳道，但不要太深。

曾经发生过中耳炎的人，容易再度复发，自己要避免感冒，一旦感染上感冒或中耳炎，应及时找医生治疗。

耳鸣、耳聋

病解 → 诊断 → 对症施灸 → 自我取穴

【病解】

耳鸣是指患者自觉耳内鸣响，如闻蝉声，或如潮声。耳聋是指不同程度的听觉减退，甚至消失。耳鸣可伴有耳聋，耳聋亦可由耳鸣发展而来。二者临床表现和伴发症状虽有不同，但在病因病机上却有许多相似之处，均与肾有密切的关系。

【诊断】

耳鸣、耳聋在中医学上又分为很多证型。

（1）风邪外袭：症见卒然耳鸣、耳聋，头痛恶风或有发热，骨节酸痛，或耳内作痒。治宜祛风解表。

（2）肝胆火盛：症见卒然耳鸣、耳聋，头痛面赤，口苦咽干，心烦易怒，或夜寐不安，大便秘结。治宜清肝泄热。

（3）痰火郁结：症见两耳蝉鸣，有时闭塞如聋，胸闷，痰多。治宜化痰清火，和胃降浊。

（4）瘀阻宗脉：症见耳鸣、耳聋如塞，面色黧黑，耳流陈血。治宜通窍活血。

（5）中气不足：症见耳鸣，或如蝉噪，或如钟鼓，或如水激，久则耳聋，面色黄白，倦怠乏力，神疲纳少，大便易溏。治宜益气健脾，升提中气。

（6）阴血亏损：症见耳鸣嘈嘈，甚则耳聋，面色无华，唇甲苍白。治宜补益气血。

（7）肝肾亏损：症见耳鸣、耳聋，兼有头晕目眩，腰酸遗精；或兼有肢软腰冷，阳痿早泄。治宜补益肝肾。

【对症施灸】

取穴：主穴，太冲、侠溪、丘墟、中渚、听宫、翳风。配穴，实证，加丰隆、偏历；虚证，加肾俞、关元、太溪、足三里、神阙。

灸法：采用艾条温和灸，根据辨证每次取4~6穴，各灸5~10分钟，每天灸1次，10次为1个疗程。

或用艾炷隔姜灸，每次取3~5穴，将姜片放在穴上，上置如麦粒大艾炷，点燃施灸，各灸5~7壮，隔日灸1次，10次为1个疗程。

【自我取穴】

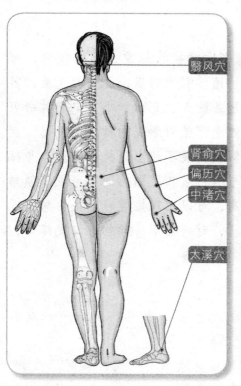
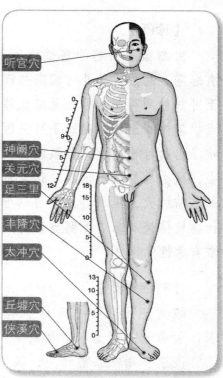

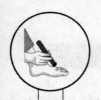

扁桃体炎

病解 → 诊断 → 对症施灸 → 自我取穴 → 健康贴士

【病解】

扁桃体炎是扁桃体的非特异性炎症。致病源以溶血性链球菌为主，其他如葡萄球菌、肺炎球菌、流感杆菌以及病毒等也可引起。扁桃体炎临床上分为急性和慢性两种，主要症状是咽痛、发热及咽部不适感等。此病可引起耳、鼻以及心、肾、关节等局部或全身的并发症，故应予重视。本病春、秋两季发病率较高，多发于儿童及青壮年。

【诊断】

由细菌所引起的扁桃体炎患者发病症状较重，起病较急，可有恶寒、高热，幼儿可因高热而抽搐。咽痛明显，吞咽时尤重，甚至可放射到耳部。检查见扁桃体显著肿大、充血、小窝口有黄白色点状脓性渗出物，黏膜下可见因滤泡化脓而形成的黄白色隆起。点状渗出物可连成片，称假膜，但假膜扩展不超出扁桃体范围，易拭去，拭去后黏膜不出血。这点可与咽白喉相鉴别。同时可见下颌角淋巴结肿大，压痛。血中白细胞高，可以出现短暂轻度蛋白尿。慢性扁桃体炎局部多无明显自觉症状，时有咽干、异物感、发痒等，常有急性发作史。

【对症施灸】

取穴：主穴——大椎、肺俞、合谷、少商。配穴——发热者，加曲池；阴虚者，加太溪。

灸法：用艾条温和灸，根据辨证每次取3～5穴，各灸5～15分钟。急性者灸后，可在大椎、少商（双）、曲池（双）穴用三棱针

点刺放血少许。或再用梅花针叩刺扁桃体穴至微出血为止。每天灸
1次，5次为1个疗程。

【自我取穴】

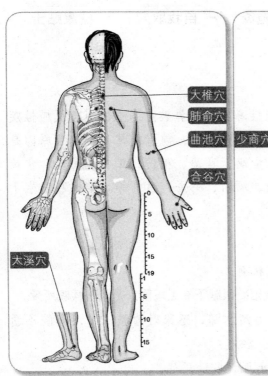

大椎穴
肺俞穴
曲池穴　少商穴
合谷穴
太溪穴

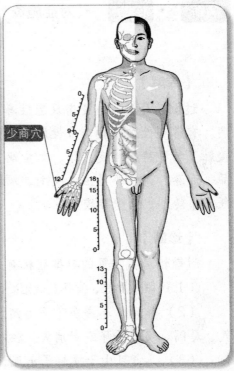

健康贴士

　　患者要加强锻炼，特别是冬季，多参与户外活动，使身体对寒冷
的适应能力增强，减少扁桃体发炎的几率。

　　急、慢性扁桃体炎患儿均忌吃干燥、辛辣、煎炸等刺激性食物，如
姜、辣椒、大蒜、油条等。急性期患儿饮食宜清淡，宜吃含水分多又易
吸收的食物，如稀米汤（加盐）、果汁、蔗水、马蹄水（粉）、绿豆汤
等。慢性期患儿宜吃新鲜蔬菜、水果、豆类及滋润的食品，如青菜、番
茄、胡萝卜、黄豆、豆腐、豆浆、梨子、冰糖、蜂蜜、百合汤等。

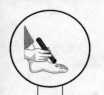

过敏性鼻炎

病解 → 诊断 → 对症施灸 → 自我取穴 → 健康贴士

【病解】

过敏性鼻炎又称变态反应性鼻炎，是鼻腔黏膜上的变态反应性疾病。有常年性发作和季节性发作两种类型，前者较常见。发病原因是接触了各种特异性变应原，如尘螨、真菌、花粉、工农业粉尘、化妆品、油漆、宠物、昆虫、皮毛、酒精、鸡蛋、鱼虾等。本病可发生于任何年龄，但青少年较常见。

【诊断】

过敏性鼻炎常见的典型症状有：

（1）眼睛发红、发痒及流泪。眼眶下有黑眼圈，是经常揉眼所致。

（2）鼻痒、鼻涕多（多为清水涕，感染时为脓涕），鼻腔不通气、鼻闷。嗅觉下降或者消失。

（3）儿童可由于揉鼻子出现过敏性病症。

（4）打喷嚏（通常是突然和剧烈的）。

（5）经口呼吸。

（6）头昏、头痛。

【对症施灸】

取穴：主穴——肺俞、迎香、曲池、合谷、足三里、三阴交。配穴——风寒外袭者，加风池、大椎；脾气虚弱者，加脾俞；肾气不足者，加肾俞、太溪等。

灸法：采用艾条温和灸，根据辨证每次取3~5穴，各灸20~30分钟，每天灸1~2次，7天为1个疗程。

或用艾炷隔姜灸，每次取主穴2个，配穴1个，将姜片放在穴上，上置适当大小艾炷，点燃施灸，各灸5~7壮，每天灸1次，7次为1个疗程。

【自我取穴】

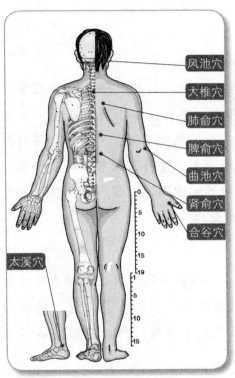

风池穴
大椎穴
肺俞穴
脾俞穴
曲池穴
肾俞穴
合谷穴
太溪穴

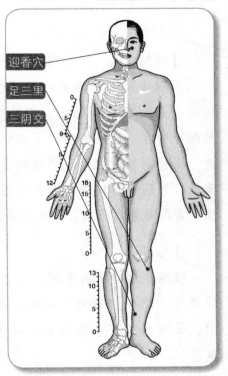

迎香穴
足三里
三阴交

健康贴士

患者要注意减少过敏反应的生活细节，如保持室内清洁无尘以减少过敏原，可用吸尘器或湿抹布经常打扫房间；在花粉或者灰尘较多的季节，关闭汽车或者房间的窗户；卧室内使用无致敏作用的床垫、枕头、被褥，及柔韧性较好的床单和枕巾等，并每周用热水清洗床单、枕巾；收拾好你的小物件，如书籍、录音盒、VCD以及长毛动物玩具等，这些物品都极易沾上灰尘，从而引起过敏。

荨麻疹

病解 → 诊断 → 对症施灸 → 自我取穴 → 健康贴士

【病解】

荨麻疹是一种常见的过敏性皮肤病，俗称风疹块。常因某种食物、药物、生物制品、病灶感染、精神因素、肠寄生虫、冷热刺激等引起。此病的特点是骤然发生，迅速消退，愈后不留任何痕迹。根据病程长短可分急性和慢性两型，急性荨麻疹经数日至数周消退，原因较易追查，除去病因后可迅速消退；慢性荨麻疹反复发作，常经年累月不愈，病因不易追查。

【诊断】

临床表现　皮肤表面出现大小不等的局限性风团，伴有瘙痒和灼热感，少数患者可有发热、腹痛等症状。皮疹呈白色，遇风加剧，得暖则减，多属风寒；皮疹色红者多属风热；身困重者多为风湿。

【对症施灸】

取穴：曲池、合谷、血海、足三里、三阴交。风寒者加风池；风热者加大椎；风湿者加阴陵泉。

灸法：用艾罐熏灸，每次选3~5穴，每穴灸10~15分钟。急性者每天灸2次，2~3天为1个疗程；慢性者每天灸1次，10天为1个疗程。

【自我取穴】

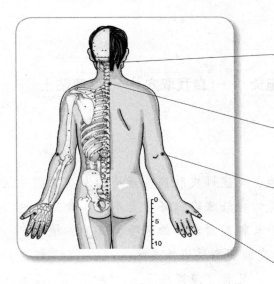

❶ 风池穴 在项部，当枕骨之下，与风府相平，胸锁乳突肌与斜方肌上端之间的凹陷处。

❷ 大椎穴 在后正中线上，第7颈椎棘突下凹陷中。

❸ 曲池穴 在肘横纹外侧端，屈肘，当尺泽与肱骨外上髁连线中点。

❹ 合谷穴 在手背，第1、第2掌骨间，当第2掌骨桡侧的中点处。

❺ 血海穴 屈膝，在大腿内侧，髌底内侧端上2寸，当股四头肌内侧头的隆起处。

❻ 阴陵泉 在小腿内侧，当胫骨内侧踝后下方凹陷处。

❼ 足三里 在小腿前外侧，当犊鼻下3寸，距胫骨前缘一横指（中指）。

❽ 三阴交 在小腿内侧，当足内踝尖上3寸，胫骨内侧缘后方。

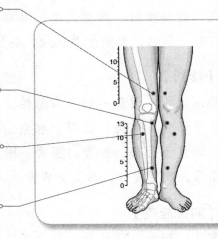

健康贴士

（1）患病期间应忌食鱼、虾、蟹、辣椒、酒等刺激性食物。

（2）由感染病灶引起的荨麻疹，应首先控制感染；对慢性荨麻疹反复发作者，应先查找病因。

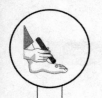
湿疹

病解 → 诊断 → 对症施灸 → 自我取穴 → 健康贴士

【病解】

湿疹是一种常见的过敏性、炎症性皮肤病。湿疹的发病原因一般认为是由于内在刺激因素（如病灶感染、寄生虫感染、食用某些食物、服用某些药物等）或外来刺激因素（如寒冷、日光、植物、昆虫等）作用于机体而引起的皮肤变态反应性炎症。

中医学称本病为"湿疮"，又有"浸淫疮"、"血风疮"等名称。是由禀赋不耐，风湿热邪客于肌肤，经络受阻所致；或湿热浸淫日久，迁延伤脾，脾虚失运，湿邪留恋，蕴于肌肤所致；或病久失治，耗伤阴血，血虚生风化燥，肌肤失于濡养所致。

【诊断】

临床表现　湿疹一般分为急性、亚急性和慢性三类。其特点是皮损呈多形性，红斑、丘疹、水疱、糜烂、渗出、结痂等呈对称性分布，好发于面部、肘弯、腘窝、阴囊等处，严重时可泛发全身，剧烈瘙痒，反复发作，易演变成慢性。

【对症施灸】

取穴：脾俞、阴陵泉、足三里、三阴交、百虫窝。痒甚者加曲池、风市；发热者加大椎；纳少、腹胀者加中脘、天枢；腰酸肢软者，加肾俞、太溪。

灸法：用艾炷无瘢痕灸，根据辨证每次取3~5穴，取艾炷如枣核大，置于穴位上直接灸，各灸10~15分钟，灸至局部皮肤红润为度，每天灸1次。

【自我取穴】

❶ 脾俞穴　在背部，当第11胸椎棘突下，旁开1.5寸。

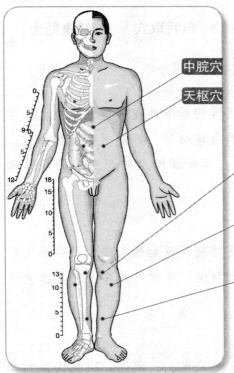

中脘穴
天枢穴

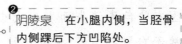

大椎穴
曲池穴
肾俞穴

❷ 阴陵泉　在小腿内侧，当胫骨内侧踝后下方凹陷处。

❸ 足三里　在小腿前外侧，当犊鼻下3寸，距胫骨前缘一横指（中指）。

❹ 三阴交　在小腿内侧，当足内踝尖上3寸，胫骨内侧缘后方。

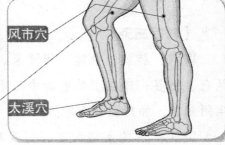

风市穴
太溪穴

❺ 百虫窝　在大腿内侧，髌底内侧端上3寸。

健康贴士

（1）皮损部位忌用热水烫洗和肥皂清洗，尽量避免搔抓。若搔破患处，应配合药物外治。

（2）患病期间应注意饮食，少吃辛辣和易过敏的食物。

（3）湿疹发病期间不应进行各种疫苗的预防接种、注射，以免引起全身反应。

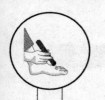

白癜风

病解 → 诊断 → 对症施灸 → 自我取穴 → 健康贴士

【病解】

白癜风又称白癜，是一种后天性的局限性皮肤色素脱失症。常因皮肤色素消失而发生大小不等的白色斑片，好发于颜面和四肢，常无自觉症状。本病开始多发生在易受摩擦及阳光照晒的暴露部位，特别是颜面、颈、手臂等处。

【诊断】

临床表现　表现为局部皮肤突然出现色素脱失斑，以后逐渐扩大，呈现大小不等的圆形或椭圆形白斑，呈单发或多发，并伴无痒痛等自觉症状。

【对症施灸】

取穴：肺俞、曲池、阳陵泉、足三里、三阴交。斑在头面者加昆仑、阳谷；斑在上肢者加手三里、中渚；斑在下肢者加风市；斑生阴部者，加丘墟、太冲。

灸法：用艾条温和灸，每次取3~5穴，各灸20分钟，每天灸2次，20次为1个疗程。初始施灸时应灸至白斑局部皮肤高度充血呈粉红色，灸7~8次，每次灸至深红色或接近肤色为宜，一般灸30次后，白斑可转为正常肤色或接近正常肤色。

【自我取穴】

❶ 昆仑穴　在足部外踝后方，当外踝尖与跟腱之间的凹陷处。

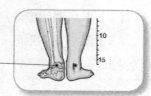

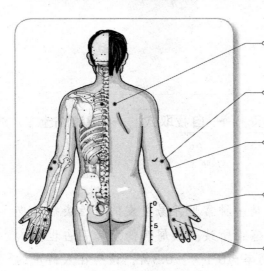

❷ 肺俞穴　在背部，当第3胸椎棘突下，旁开1.5寸。

❸ 曲池穴　在肘横纹外侧端，屈肘，当尺泽与肱骨外上髁连线中点。

❹ 手三里　在前臂背面桡侧，当阳溪与曲池连线上，肘横纹下2寸处。

❺ 阳谷穴　在手腕尺侧，当尺骨茎突与三角骨之间的凹陷处。

❻ 中渚穴　在手背部，当无名指本节（掌指关节）的后方，第4、第5掌骨间凹陷处。

❼ 风市穴　大腿外侧部的中线上，当腘横纹上7寸。

❽ 阳陵泉　在小腿外侧，当腓骨小头前下方凹陷处。

❾ 足三里　在小腿外侧，当犊鼻下3寸，距胫骨前缘一横指（中指）处。

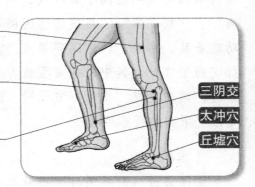

三阴交

太冲穴

丘墟穴

健康贴士

（1）合理饮食：饮食中缺乏酪氨酸也会影响黑色素的合成，因此白癜风患者应多吃一些富含酪氨酸、锌、铁等物质的食物，如瘦肉、蛋、各种动物内脏、牛奶、丝瓜、茄子、胡萝卜等。

（2）保持愉快的心情：忧虑、恐惧、悲观等情绪都会影响患者的神经功能，不仅不利于治疗，还有可能加重病情。

（3）经常晒太阳：阳光中的紫外线能促进黑色素代谢，所以适当晒太阳，能使黑色素细胞转移到皮层中，使肤色加深，从而有利于白癜风的治疗。但在夏日应避免阳光直射。

银屑病

病解 → 诊断 → 对症施灸 → 自我取穴 → 健康贴士

【病解】

银屑病俗称"牛皮癣"，是一种常见并易复发的慢性炎症性皮肤病。虽叫癣，但并不是真菌感染所致。银屑病的发病率占世界人口的0.1％～0.3％，黄种人发病率为0.1％～0.3％，该病在人群中的发病率白种人明显高于黄种人，黑种人次之。中医学称本病为"干癣"、"松皮癣"。银屑病病因尚不完全明确，主要与遗传、免疫功能紊乱、感染、代谢障碍等有关。有寻常型、脓疱型、关节型和红皮病型之分，其中以寻常型最为多见。本病多呈急性发作，慢性经过，倾向复发。皮损好发于肘、膝关节伸侧和头部，少数患者指（趾）甲和黏膜亦可被侵。

【诊断】

临床表现　起初为针尖至黄豆大的红斑，类似雨点滴在身上，边缘清楚，表面有多层白色鳞屑。轻轻刮去鳞屑后，可见半透明的薄膜，称为"薄膜现象"，再轻刮则能出现针尖样的点状出血，称为"露滴现象"。一般冬重夏轻，有时伴有瘙痒。长在手部的可使指甲变形，长在头部的使头发簇状竖起，但头发不脱。

【对症施灸】

取穴：血海、三阴交、足三里、曲池、大椎、皮损区（患处）。

灸法：用艾条雀啄灸，每次取2～3穴及皮损区。先用梅花针叩刺至微出血，再用艾条点燃行雀啄灸，每穴各灸10～20分钟，皮损区灸30分钟，每天灸1次，15次为1个疗程。

【自我取穴】

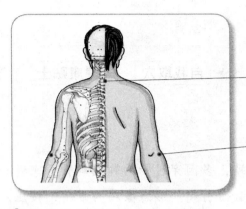

❶ 大椎穴　在后正中线上，第7颈椎棘突下凹陷中。

❷ 曲池穴　在肘横纹外侧端，屈肘，当尺泽与肱骨外上髁连线中点。

❸ 血海穴　屈膝，在大腿内侧，髌底内侧端上2寸，当股四头肌内侧头的隆起处。

❹ 足三里　在小腿前外侧，当犊鼻下3寸，距胫骨前缘一横指（中指）。

❺ 三阴交　在小腿内侧，当足内踝尖上3寸，胫骨内侧缘后方。

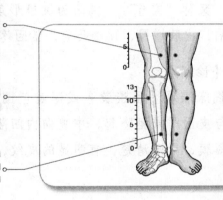

健康贴士

内服方：生槐花、白茅根、生地、鸡血藤各30克，紫草根、茜草根、丹参各15克，水煎服，每天1剂。具有活血凉血、清热解毒的功效。

外洗方：蛇床子、苦参各60克，雄黄10克，煎水反复搓洗患部20~30分钟，每天2次。

日常护理：避免物理性、化学性物质和药物的刺激，防止外伤和滥用药物；注意避免上呼吸道感染及清除感染性病灶；急性期不要用热水、肥皂洗，以免刺激皮肤后引起大面积的皮疹发生。

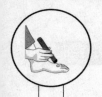
鸡眼

病解 → 诊断 → 对症施灸 → 自我取穴 → 健康贴士

【病解】

鸡眼常生长于足趾及足底前端，多因穿过紧的鞋或足骨原来就有畸形，致使足部皮肤长期受刺激而引起。形态像鸡的眼睛，按压疼痛，又称"肉疔"。鸡眼为圆锥形角质增生硬结，数目不定，根部深陷，皮肤增厚，顶端凸突，常因疼痛而影响行走。

【诊断】

临床表现　呈淡黄色或深黄色圆锥形，大小如豌豆，表面光滑，与皮面平或稍隆起，中央向内凹陷，嵌入真皮，周围有一层灰白色薄膜，界限清楚，有明显的皮纹，质地坚硬，受压承重时引起疼痛。

【对症施灸】

取穴：鸡眼局部。

灸法：鸡眼局部常规消毒后，用消毒后的刀片削去老皮，不必过深，以不出血为度。根据鸡眼大小选不同大小的艾炷，直接放在鸡眼上，点燃施灸，待局部有灼痛时，用镊子夹掉，再换一炷施灸，每次灸1~3壮，每天1次。灸后局部变黑变硬，一般15天左右黑色坏死组织可自行脱落。

【自我取穴】

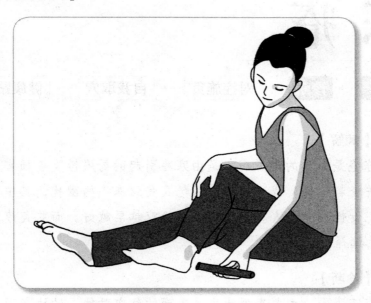

健康贴士

（1）日常应穿着宽松、大小合适的鞋，减少局部摩擦和压迫。运动完后多用热水泡脚，增加其血液循环。

（2）如果有了鸡眼，可以外用市售鸡眼膏。方法是先用热水浸泡患处，削去表层角质增生部分，并尽可能将中心角质栓小心削去，将鸡眼膏的红色药块对准此核心部位贴牢，每周换药1次，换药前削去已浸白的部分，直到脱落。

（3）取芦荟和少许盐水，研成药糊，再用胶布固定好，每天1次，10天为1个疗程，效果也不错。

（4）取乌梅10枚，研成细末，装入瓶内，加上香油浸泡7～10天，和匀成药膏。用温盐水浸泡鸡眼，待粗皮软化后去除粗皮，取适量药膏敷在鸡眼上，再用纱布包扎，12小时换药1次，3天为1个疗程。

用上述方法软化鸡眼时，如果出现破损、出血、流脓，应及时到医院治疗，以免贻误病情。

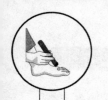
冻疮

病解 → 诊断 → 对症施灸 → 自我取穴 → 健康贴士

【病解】

冻疮是冬天的常见病，是由寒冷引起的局限性炎症损害所致。据有关资料统计，我国每年有两亿人受到冻疮的困扰，其中主要是儿童、女性及老年人。对于冻疮，治疗越早越好。而艾灸疗法就是不错的选择。

【诊断】

临床表现　主要表现为皮肤表面的红斑肿块，肿块表面呈暗红色，有痛痒感，遇热时痒感加剧。

【对症施灸】

取穴：全身冻伤者灸大椎、涌泉、合谷、足三里；手背部冻疮者加后溪；足背冻疮者加昆仑；耳部冻伤者加外关。

灸法：采用艾条温和灸，将艾条点燃，在距离疮面2~3厘米处施灸，从中心向外施灸。每次灸5~10分钟，然后以拇指在局部轻轻按摩；其他穴灸至皮肤潮红为度。

【自我取穴】

❶ 足三里　在小腿前外侧，当犊鼻下3寸，距胫骨前缘一横指（中指）。

❷ 涌泉穴　在足底部，卷足时足前部凹陷处，当第2、第3趾趾缝纹头端与足跟连线的前1/3与后2/3交点上。

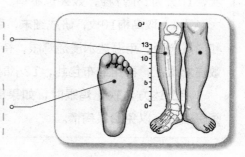

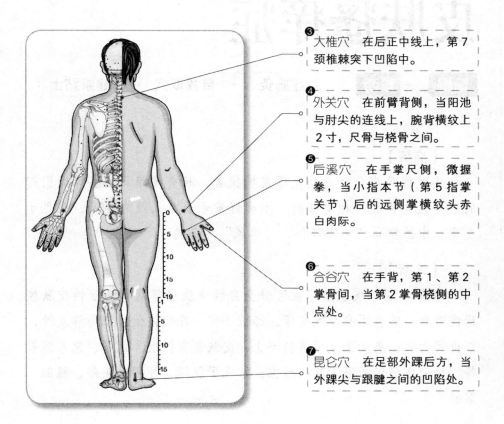

❸ 大椎穴　在后正中线上，第7颈椎棘突下凹陷中。

❹ 外关穴　在前臂背侧，当阳池与肘尖的连线上，腕背横纹上2寸，尺骨与桡骨之间。

❺ 后溪穴　在手掌尺侧，微握拳，当小指本节（第5指掌关节）后的远侧掌横纹头赤白肉际。

❻ 合谷穴　在手背，第1、第2掌骨间，当第2掌骨桡侧的中点处。

❼ 昆仑穴　在足部外踝后方，当外踝尖与跟腱之间的凹陷处。

健康贴士

（1）每天晚上泡脚可治疗冻疮，具体做法：取来一盆较热的水，加50克左右盐，浸泡20分钟左右，每天1次。

（2）如果是小孩有了冻疮，可以将苹果捣烂，与醋一起放入40℃左右的热水中，让孩子的双脚浸泡其中，每天2~3次，每次足浴30分钟。

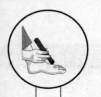
皮肤瘙痒症

病解 → 诊断 → 对症施灸 → 自我取穴 → 健康贴士

【病解】

皮肤瘙痒症是指皮肤无原发性损害，只有瘙痒及因瘙痒而引起的继发性损害的一种皮肤病。本病好发于老年人及成年人，多见于冬季。中医学属"风瘙痒"、"痒风"等范畴。

【诊断】

临床表现　皮肤瘙痒症可分全身性皮肤瘙痒症和局限性皮肤瘙痒症两种。前者周身皆可发痒，部位不定，此起彼伏，常为阵发性，以夜间为重；患者因痒而搔抓不止，皮肤常有抓痕、血痂、色素沉着等。后者瘙痒仅局限于某一部位，常见于肛门、外阴、头部、腿部、掌部等。

【对症施灸】

取穴：大椎、肺俞、曲池、血海、足三里、三阴交。

灸法：用艾条温和灸，每次取3~5穴，先用梅花针轻叩数遍，再取艾条点燃，做温和灸或回旋灸，各灸10~20分钟，每天或隔日灸1次，15次为1个疗程。

【自我取穴】

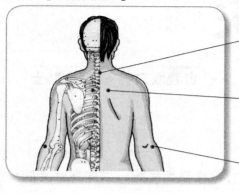

❶ 大椎穴　后正中线上，第7颈椎棘突下凹陷中。

❷ 肺俞穴　背部，当第3胸椎棘突下，旁开1.5寸。

❸ 曲池穴　在肘横纹外侧端，屈肘，当尺泽与肱骨外上髁连线中点。

❹ 血海穴　屈膝，在大腿内侧，髌底内侧端上2寸，当股四头肌内侧头的隆起处。

❺ 足三里　在小腿前外侧，当犊鼻下3寸，距胫骨前缘一横指（中指）。

❻ 三阴交　在小腿内侧，当足内踝尖上3寸，胫骨内侧缘后方。

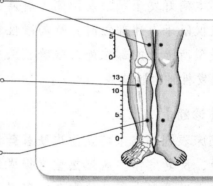

健康贴士

（1）生活宜有规律，早睡早起，适当锻炼。及时增减衣服，避免冷热刺激。

（2）全身性瘙痒患者应注意减少洗澡次数，洗澡时不要过度搓洗皮肤，不用碱性肥皂。

（3）内衣以棉织品为宜，应宽松舒适，避免摩擦。

（4）精神放松，避免恼怒忧虑，树立信心。积极寻找病因，去除诱发因素。

（5）戒烟酒、浓茶、咖啡及一切辛辣刺激食物，饮食中适度补充脂肪。

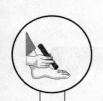

神经性皮炎

病解 → 诊断 → 对症施灸 → 自我取穴 → 健康贴士

【病解】

神经性皮炎是一种皮肤神经功能障碍性疾病，以阵发性皮肤瘙痒和皮肤苔藓化为主症，发病和神经精神因素及某些外在刺激因素有关。本病好发于颈后及两侧、肘窝、腘窝、尾骶等处。皮疹不甚广泛或仅限于上述部位时，称局限性神经性皮炎；皮疹分布广泛，除局限型所涉及的部位外，眼睑、头皮、躯干及四肢均受累时，则称为泛发性神经性皮炎。

【诊断】

临床表现　临床特点为皮肤苔藓化，肥厚粗糙，瘙痒剧烈，病程缓慢，反复发作。风湿热型皮损成片，呈淡褐色，剧痒，夜间尤甚；脾虚湿盛型皮损呈暗灰色，肥厚光滑，伴腹胀纳差、便溏，舌体胖大，边有齿痕；血虚风燥型皮损色淡或灰白，可有心悸怔忡，气短乏力，女性月经量过多；肝郁化火型皮疹色红，心烦易怒，失眠多梦，口苦咽干。

【对症施灸】

取穴：曲池、足三里、风池、百虫窝。脾虚湿盛加阴陵泉、脾俞；肝郁化火加行间；风湿热加大椎、阴陵泉；血虚风燥加膈俞、三阴交。

灸法：着肤灸，取蒜汁（或油剂）少许涂于皮损处，上覆艾炷点燃施灸，炷如麦粒大，距灸点1.5厘米，灸点多少依皮损面积而定，每穴灸1~3壮，7天灸1次；或艾罐熏灸，选3~5穴，每穴灸10~15分钟，3天灸1次。

【自我取穴】

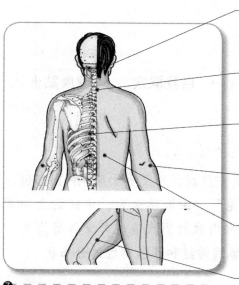

❶ 风池穴　在项部，当枕骨之下，与风府相平，胸锁乳突肌与斜方肌上端之间的凹陷处。

❷ 大椎穴　在后正中线上，第7颈椎棘突下凹陷中。

❸ 膈俞穴　在背部，当第7胸椎棘突下，旁开1.5寸。

❹ 曲池穴　在肘横纹外侧端，屈肘，当尺泽与肱骨外上髁连线中点。

❺ 脾俞穴　在背部，当第11胸椎棘突下，旁开1.5寸。

❻ 百虫窝　屈膝，在大腿内侧，髌底内侧端上3寸，血海穴上1寸。

❼ 阴陵泉　在小腿内侧，当胫骨内侧踝后下方凹陷处。

❽ 足三里　在小腿前外侧，当犊鼻下3寸，距胫骨前缘一横指（中指）。

❾ 三阴交　在小腿内侧，当足内踝尖上3寸，胫骨内侧缘后方。

❿ 行间穴　在足背侧，当第1、第2趾间，趾蹼缘的后方赤白肉际处。

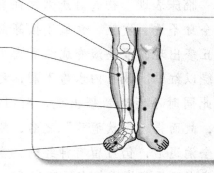

健康贴士

（1）避免用搔抓、摩擦及热水烫洗等方法来止痒。

（2）避免饮酒、喝浓茶及食用辛辣食品。

（3）不滥用外用药，不吃海鲜等刺激性食物。

（4）避免各种不良的机械性、物理性刺激，如过度日晒或用过冷过热的水清洗。

（5）生活规律化，避免过度的精神紧张。

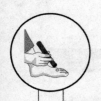

带状疱疹

病解 → 诊断 → 对症施灸 → 自我取穴 → 健康贴士

【病解】

带状疱疹是一种由病毒引起的皮肤病，可发生于身体任何部位，但以腰背为多见，故俗称"串腰龙"。中医学认为，本病的发生多因情志内伤、肝郁气滞、日久化火而致肝胆火盛、外受毒邪而发。本病好发于三叉神经、椎神经、胁间神经和腰骶神经的分布区。

【诊断】

临床表现　初起时患部往往有瘙痒、灼热或痛的感觉，有时伴有全身不适、发热、食欲不振等前期症状，随后有不规则的红斑、斑丘疹出现，很快演变成绿豆大小的集簇状小水疱，疱液澄清，周围绕以红晕。数日内水疱干涸，可有暗黑色结痂或出现色素沉着，与此同时不断有新疹出现，新旧疹群依神经走行分布，排列呈带状，故而得"带状疱疹"之名，疹群之间皮肤正常。有些患者皮损完全消退后，仍可留有神经痛，多数患者在发病期间疼痛明显，少数患者可无疼痛或仅有轻度痒感。

【对症施灸】

取穴：肝俞、曲池、外关、阿是穴。发于头面部者加合谷、内庭；发于胸胁部者加支沟、阳陵泉；脾虚湿热者加脾俞、阳陵泉；瘀血阻络者加内关、气海。

灸法：用艾炷无瘢痕灸，根据辨证每次取2~3穴及局部阿是穴，取艾炷如枣核或蚕豆大小，置于穴上直接灸，各灸10~15分钟，每天灸1次，7次为1个疗程。

【自我取穴】

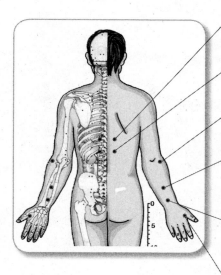

❶ 肝俞穴　在背部，当第9胸椎棘突下，旁开1.5寸。

❷ 脾俞穴　在背部，当第11胸椎棘突下，旁开1.5寸。

❸ 曲池穴　在肘横纹外侧端，屈肘，当尺泽与肱骨外上髁连线中点。

❹ 支沟穴　在前臂背侧，当阳池与肘尖的连线上，腕背横纹上3寸，尺骨与桡骨之间。

❺ 外关穴　在前臂背侧，当阳池与肘尖的连线上，腕背横纹上2寸，尺骨与桡骨之间。

❻ 合谷穴　在手背，第1、第2掌骨间，当第2掌骨桡侧的中点处。

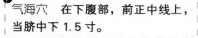

❼ 气海穴　在下腹部，前正中线上，当脐中下1.5寸。

❽ 内关穴　在前臂掌侧，当曲泽与大陵的连线上，腕横纹上2寸，掌长肌腱与桡侧腕屈肌肌腱之间。

❾ 阳陵泉　在小腿外侧，当腓骨小头前下方凹陷处。

❿ 内庭穴　在足背，第2、第3趾间缝纹端。

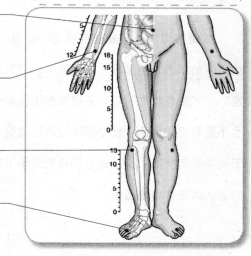

健康贴士

　　适当休息，保持局部皮肤清洁，以免感染。防止水疱溃破，继发感染，可用紫药水涂于患处。宜食清淡食物，适当增加营养。如有发烧、全身不适等症状应及时住院治疗。

第七章
灸调，修复亚健康

亚健康即指非病非健康状态，这是一类次等健康状态，是介于健康与疾病之间的状态，故又称"次健康"、"第三状态"、"中间状态"、"游移状态"、"灰色状态"等。亚健康在中医学中称"未病"。"未病"不是无病，也不是可见的大病，按中医学观点而论是身体已经出现了阴阳、气血、脏腑营卫的不平衡状态。艾灸是我们祖先传承下来的保健、治病良方，在调理亚健康方面也做出了卓越贡献。

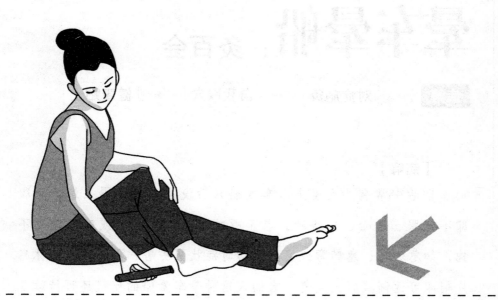

第一节 灸调，调理不适

晕车晕船：灸百会

病解 → **对症施灸** → **自我取穴** → **健康贴士**

【病解】

生活中常有些人坐上汽车或船只后没多久就觉得头晕，上腹部不舒服、恶心、出冷汗，甚至呕吐；尤其当汽车或船只行驶不稳，如急刹车、急转弯或突然启动时症状更厉害，下车或下船休息片刻即可逐渐减轻或恢复。有的人这种晕车晕船的症状还可持续几天。本病的发生，多因身体虚弱、心脾亏虚、气血不足，不能上充髓海，头目失养；或因过食肥甘厚味、痰湿壅盛、上蒙清窍；或素体阳亢，加之精神紧张、气郁化火、上扰清窍。以上几种原因往往彼此影响，互相转化夹杂，但临床仍以体质虚弱、气血不足者为多见。治宜健脾胃、补养气血。

【对症施灸】

取穴：百会。

灸法：悬灸，每次灸10~15分钟，乘车或乘船前灸1~2次即可。若精神紧张者，可配灸印堂、神阙穴；若素体虚弱者，可配灸气海、关元、脾俞穴。

【自我取穴】

❶
印堂穴　位于人体前额部，当两眉头间连线与前正中线之交点处。

❷
神阙穴　在腹中部，脐中央。

❸
气海穴　在下腹部，前正中线上，当脐下 1.5 寸。

❹
关元穴　在下腹部，前正中线上，当脐下 3 寸。

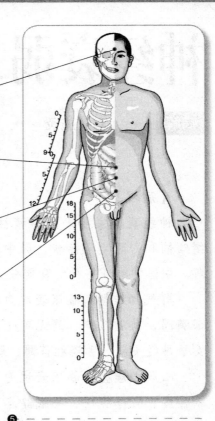

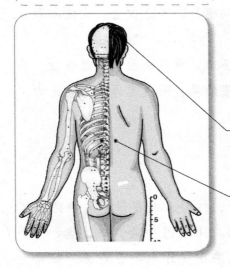

❺
百会穴　在头部，当前发际正中直上 5 寸，或两耳尖连线中点处。

❻
脾俞穴　在背部，当第11胸椎棘突下，旁开1.5寸。

健康贴士

　　预防晕车晕船，出行前要保证充足的睡眠，乘车前尽量不要吃东西，选择前排的座位就座，行车途中可用与人聊天或听音乐等方式分散注意力。

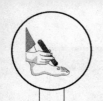

神经衰弱：灸安眠

【病解】

神经衰弱主要表现为精神容易兴奋和大脑容易疲乏，常有情绪烦恼和心理生理症状，属中医学的郁病、失眠、虚劳、心悸等范畴。中医学辨证将神经衰弱分为肝气郁结型、心脾两虚型等。

肝气郁结型：临床表现为精神抑郁、夜卧不安、情绪不宁、胸部满闷、胁肋胀痛、痛无定处、脘闷嗳气、不思饮食、大便不调、女子月经不调、舌淡红苔薄、脉弦。

心脾两虚型：临床表现为饮食不节、慢性失血、多思善疑、头晕神疲、心悸胆怯、失眠健忘、腹胀纳呆、面色不华、倦怠乏力、女子月经量少、舌淡苔薄白、脉细弱。

【对症施灸】

取穴：安眠。

灸法：肝气郁结者加灸阳陵泉、行间、太冲穴；心脾两虚者加灸大陵、三阴交、心俞、脾俞穴。采用温和灸，每次选2~3个穴位，每穴至少灸15分钟。也可以采用艾炷无瘢痕灸法，每穴灸3~7壮，每天1次，10次为1个疗程。

【自我取穴】

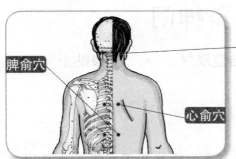

脾俞穴

心俞穴

❶ 安眠穴　在颞部，胸锁乳突肌止部乳突下陷中（翳明穴）和胸锁乳突肌与斜方肌上端之间的凹陷处（风池穴）的连线中点处。

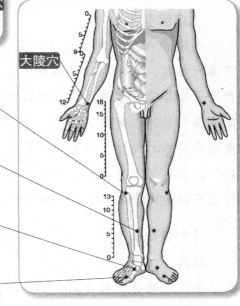

大陵穴

❷ 阳陵泉　在小腿外侧，当腓骨小头前下方凹陷处。

❸ 三阴交　在小腿内侧，当足内踝尖上3寸，胫骨内侧缘后方。

❹ 太冲穴　在足背侧，当第1跖骨间隙的后方凹陷处。

❺ 行间穴　在足背侧，当第1、第2趾间，趾蹼缘后方赤白肉际处。

健康贴士

　　深呼吸法，呼吸时做到深长缓慢，腹部上下起伏，注意体会呼吸时的声音和躯体越来越松弛的感觉。根据自己的情况和条件，选用一些古典轻音乐，清晨或下午工作疲劳时，或入睡前，边休息边听听轻音乐。通过自我暗示法加以自我调节，比如在睡前通过言语暗示放松身体各部位。

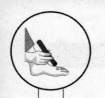
失眠少寐：灸神门

病解 → 对症施灸 → 自我取穴 → 健康贴士

【病解】

失眠表现为入睡困难，时寐时醒，或醒后不能再睡，严重者可通宵难眠，常伴有精神不振、头痛、头晕、心悸、健忘、多梦、食欲不佳等症。很多因素都可以造成失眠，如精神因素诱发的、躯体疾病引起的。年龄、文化、生活习惯、工作环境等都与失眠有着密切的关系。此外，药物也可引起失眠。中医学认为，失眠即"不寐"，亦称"不得眠"、"不得卧"、"目不瞑"，是人体阴阳、气血不调造成心神不安、心失所养，或心血不足等引起的。

【对症施灸】

取穴：神门。

灸法：悬灸，每次10~20分钟，每天睡前1次，5~7天为1个疗程，间隔2天可行下一个疗程。失眠兼有食欲不佳、呕恶、口多痰蔓延、便溏或大便黏腻不爽者，多属于脾胃有湿邪，可配灸脾俞或胃俞，艾炷直接灸，每次10分钟；因尿频导致失眠者，多属于肾气衰减所致，可配灸肾俞穴，艾炷直接灸，每次10分钟，2~3次即可。

【自我取穴】

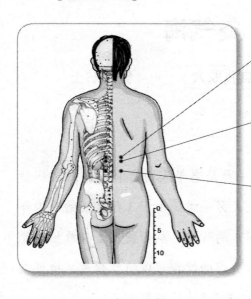

❶ 脾俞穴 在背部，当第11胸椎棘突下，旁开1.5寸。

❷ 胃俞穴 在背部，当第12胸椎棘突下，旁开1.5寸。

❸ 肾俞穴 在腰部，当第2腰椎棘突下，旁开1.5寸。

❹ 神门穴 在腕部，腕掌侧横纹尺侧端，尺侧腕屈肌肌腱的桡侧凹陷处。

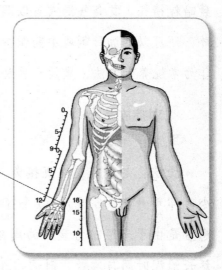

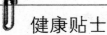

健康贴士

　　经常失眠的人生活应规律，争取每天在固定的时间起床、就寝，并加强锻炼，劳逸结合。晚餐不宜吃得太饱，睡前不吸烟，不喝茶和咖啡。睡前用温水泡脚或入睡前洗个热水澡，会使你感到身心放松，易于入睡。

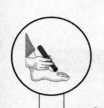
周身乏力：灸气海

病解 ➡ 对症施灸 ➡ 自我取穴 ➡ 健康贴士

【病解】

周身乏力通常可分为两类：一类是老年人精力衰弱，或者病后恢复不好，导致长时间的精气匮乏；另一类是由于工作生活的原因导致暗耗精气。艾灸气海穴可以调理人的气机，从而使人全身放松。此外，还可以增加针刺或中药调护，灸疗的疗程可以持续数月，也可以作为常规养生方法，显效之后改为2天灸1次，长期施治。

【对症施灸】

取穴：气海。

灸法：悬灸或艾炷直接灸，每次10~20分钟，每天1次，饭后1小时即可开始。5~7天为1个疗程，间隔2天可行下一个疗程。如果患者是由于老年精力衰弱的周身乏力，建议用艾炷直接灸，并适当延长治疗时间与次数，时间为20~30分钟，次数为早晚各1次。如果患者是由于工作生活导致的周身乏力，用悬灸即可治疗。

【自我取穴】

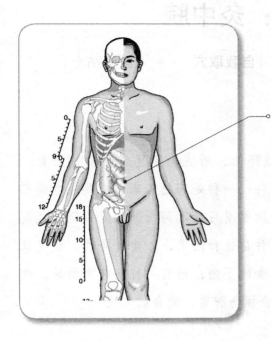

气海穴　在下腹部，前正中线上，当脐下1.5寸。

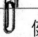

健康贴士

　　每天晚上用温水泡脚，放松全身；适当地多参加体育锻炼，越是不运动，身体就越没有气力。

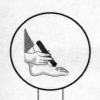

食欲不振：灸中脘

病解 ➡️ 对症施灸 ➡️ 自我取穴 ➡️ 健康贴士

【病解】

食欲不振是指进食的欲望降低，若完全不思进食则称厌食。引起食欲不振的原因主要有三种：一种是药物因素，有些慢性疾病需要长期服药，而某些药物长期服用可导致药物性味觉障碍，久而久之，会使人食欲欠佳；另一种是饮食因素，如贪食冷饮、过度饮酒、过食肥腻辛辣等都会导致食欲不振；还有一种是情志所致，如工作压力大或精神紧张等，都会损伤脾胃，使食欲欠佳。

【对症施灸】

取穴：中脘。

灸法：悬灸或艾炷直接灸，或隔姜灸，每次10~20分钟，每天1次，5~7天为1个疗程，间隔2天可行下一个疗程。若是药物引起的食欲不振，可在中脘的基础上加灸大椎穴，先灸大椎，再灸中脘，火力可稍重，灸10~15分钟；若是饮食、情志导致的食欲不振，可在中脘的基础上配灸太冲穴，先灸太冲，然后灸中脘，火力不要太大，灸5~10分钟。

【自我取穴】

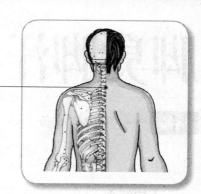

❶ 大椎穴 在后正中线上，第7颈椎棘突下凹陷中。

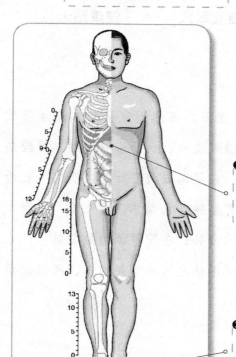

❷ 中脘穴 在上腹部，前正中线上，当脐中上4寸。

❸ 太冲穴 在足背侧，当第1跖骨间隙的后方凹陷处。

健康贴士

饮食上必须要做到定时、定量、定质，不能因为繁忙而在饮食上马虎从事，饥一顿饱一顿对人健康是无益的。而合理的饮食习惯有利于形成机体的条件刺激：坚持定时进餐，到了进餐时间，就会产生食欲，分泌多种消化液，有利于食物中各种营养素的吸收。另外，饮食应以清淡为宜，不可过于油腻。应当避免辛辣食物和冷硬食物，不可饮酒。

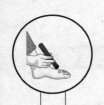

脚臭脚汗：灸昆仑

病解 → 对症施灸 → 自我取穴 → 健康贴士

【病解】

脚臭脚汗的病机大多是脾胃湿困，湿热下注引起。湿浊蕴积化热，热则气乱，浊湿之气不从膀胱流出，反而沿着脾经、胃经向下流注，到达足部之后淤积不动，在足部成为臭汗，由肌肉毛孔而出。所以在治疗时应当先调理脾胃经脉，化湿热，利气机，选取足阳明胃经的足三里和足太阴脾经的公孙；在脾胃调治的基础上，才可以疏导膀胱经脉，引热上行，使湿热之气从小便排出，所以最后选取足太阳膀胱经的昆仑灸治。

【对症施灸】

取穴：昆仑。

灸法：悬灸，每次灸10~15分钟，每天1次，5~7天为1个疗程，间隔2天可行下一个疗程。若配灸公孙、足三里穴效果会更好。灸治顺序为公孙→足三里→昆仑。灸感以温热为度，不可火力过强。初期治疗可集中进行2~3个疗程，症状消失或明显减轻后就可以停止治疗。在随后的2~3个月中，每个月再进行一个疗程，以巩固疗效。

【自我取穴】

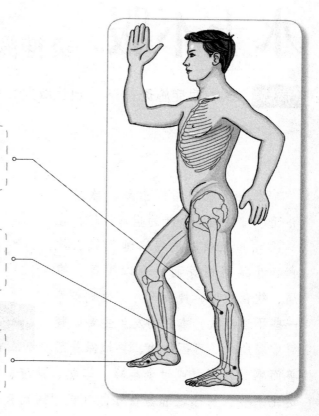

❶
足三里　在小腿外侧，当犊鼻下3寸，距胫骨前缘一横指（中指）。

❷
昆仑穴　在足部外踝后方，当外踝尖与跟腱之间的凹陷处。

❸
公孙穴　在足内侧缘，当第1跖骨基底部的前下方。

健康贴士

（1）用明矾3~6克，每天临睡前在泡脚水中加入明矾，待明矾溶化后泡脚10~15分钟，每晚1次，连续泡脚1个星期，可缓解脚臭脚汗的症状。

（2）要穿通风、透气的棉质袜，每天更换清洗。避免穿胶鞋或不透气的球鞋，最好要有两双鞋换穿。

（3）不与他人共穿鞋及袜子；脚底、趾间痒，尽量不要用手抓，以防传染于手指。

水土不服：灸神阙

病解 → 对症施灸 → 自我取穴 → 健康贴士

【病解】

　　水土不服是指因出差、旅游、乔迁等接触到一个新的生活环境，在一段时间里难以适应当地气候、饮食、生活习惯等而出现以腹泻、腹痛、饮食减退、神疲乏力、睡眠差等一些不适症状。本症的发生主要因脾胃虚弱所致。可因旅途、异地保养不

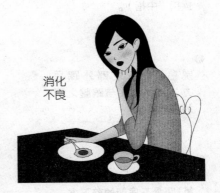

消化
不良

善而感受寒邪，或过食生冷、辛热、油腻、不净等食物，阻滞脾胃运化水谷，寒热之邪易留滞，气机阻滞而致腹痛、腹胀；或情志抑郁、休息欠佳、肝失条达、气血不畅或久病气虚、外邪迁延日久、脾胃素虚、精神紧张，难以适应异地气候、水土、饮食等的改变，受纳运化失职、水湿内停、清浊不分而下为泄。现代医学认为多表现为胃肠功能紊乱、过敏性肠炎等。

【对症施灸】

　　取穴：神阙。

　　灸法：悬灸，每次灸10~15分钟，每天1次，7天为1个疗程。若情志不畅者加灸太冲、期门穴；若睡眠不好者加灸神门、三阴交穴。

【自我取穴】

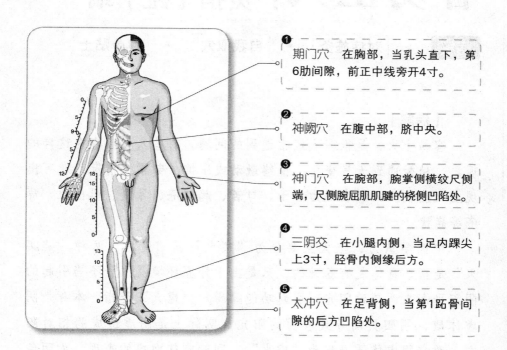

❶ 期门穴　在胸部，当乳头直下，第6肋间隙，前正中线旁开4寸。

❷ 神阙穴　在腹中部，脐中央。

❸ 神门穴　在腕部，腕掌侧横纹尺侧端，尺侧腕屈肌肌腱的桡侧凹陷处。

❹ 三阴交　在小腿内侧，当足内踝尖上3寸，胫骨内侧缘后方。

❺ 太冲穴　在足背侧，当第1跖骨间隙的后方凹陷处。

健康贴士

初到外地时，如果身体不适，不妨采取以下措施：

（1）睡前饮用蜂蜜：中医学认为，水土不服的发生与脾胃虚弱密切相关，蜂蜜不仅可以健脾和胃，还有镇静、安神的作用，可以促进睡眠。

（2）多喝酸奶：酸奶中的乳酸菌有助于保持肠道菌群的平衡，能最大限度避免胃肠道紊乱诱发的腹痛、腹泻等不适。

（3）尽量保持原有的生活饮食习惯：选择与原来口味相近的食物，少食辛辣，多吃果蔬、多喝水。

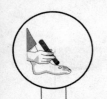
容易上火：灸指（趾）端

病解 → 对症施灸 → 自我取穴 → 健康贴士

【病解】

　　容易上火，是很多人经常遇到的问题，有些人多年存在这样的现象，稍微遇到天气变化、情绪激动或压抑、劳累等情况，就可出现上火症状。一般表现为口干、口苦、起口疮、牙痛、鼻出血、痔疮等症状。

　　中医学认为，上火主要分为"实火"、"虚火"两种。"实火"是指，身体是有基础的，只是由于外界环境及饮食不当引起的阴阳平衡失调导致阳亢，引起功能障碍。"虚火"是指，本身是阴虚体质，阴阳失衡导致表面的阳亢，实际上是阴虚造成的相对阳亢。通常阴虚体质表现为"虚火"，同时有气血虚的表现，如面色苍白、手足冰凉、头痛失眠、多梦、便秘等。无论是何种类型的上火，都可以通过灸指（趾）端穴位通经泻火。

【对症施灸】

　　取穴：指（趾）端。

　　灸法：悬灸，可灸指（趾）端穴5~10分钟，3~5天灸1次。若是到了春夏容易上火的季节，可以2天灸1次，以提前预防上火。治疗时可以任意选取一侧手脚，并且在以后的治疗时随意更换对侧。治疗时先灸手部穴位，后灸脚部穴位，感觉以温热为度。

【自我取穴】

手掌水平放置，掌心向上取手指第一指节上1/3部分。脚掌心向外，取各脚趾第一趾节上1/3部分，也可取跪姿，扭转头自灸相应趾端。

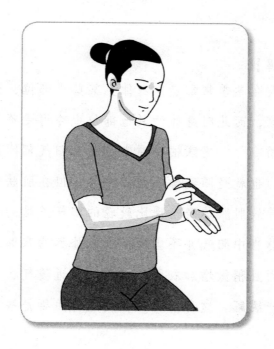

健康贴士

多吃蔬菜水果及甜味食物，少吃酸味、油腻、味重、生冷的食物。这种饮食习惯能有效地控制肝气过旺。蔬菜水果富含维生素和矿物质，多呈碱性，能有效中和体内酸性物质，解毒排毒。另外，蔬菜水果所含的膳食纤维是清理肠道的有效物质，体内毒素少了，上火现象便会大大减少。因此，常吃些有清火作用的蔬果，比如柚子、梨、白菜、菠菜、芹菜等，有利于防治上火。另外，还要谨防熬夜，熬夜容易耗阴，导致上火。

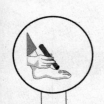

虚寒怕冷：灸解溪

病解 → 对症施灸 → 自我取穴 → 健康贴士

【病解】

很多人在冬季常常感觉身体上某些小部位，比如手、脚、耳朵等特别凉，而此时身体的其他部位也冷得受不了，医学上统称为"虚寒怕冷"。虚寒怕冷通常是因为阳气郁闭而不发或不够振奋的缘故。也就是阳经脉气虽然充实，但在肌肤皮表的循行中潜行不发，导致肌肤体表出现比较轻的阳气不足的症状，也就是怕冷。但经脉当中阳气并不虚弱，所以外界的寒邪不会侵入身体造成疾病，而且稍微增加衣服、被褥或靠近暖气、火炉，怕冷的症状立刻就能缓解。这种情况，在调理时主要是振奋阳气，进一步鼓阳发越。

【对症施灸】

取穴：解溪。

灸法：悬灸，每次10~15分钟，隔日灸1次，10次为1个疗程。若效果不够理想，可加灸昆仑、脾俞、肾俞穴。灸疗顺序是昆仑→解溪→脾俞→肾俞。

【自我取穴】

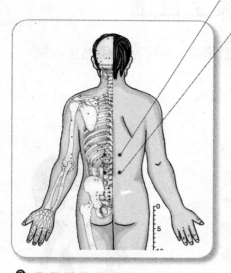

❶ 脾俞穴　在背部，当第11胸椎棘突下，旁开1.5寸。

❷ 肾俞穴　在腰部，当第2腰椎棘突下，旁开1.5寸。

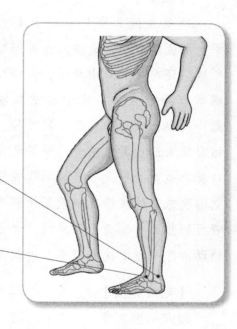

❸ 昆仑穴　在足部外踝后方，当外踝尖与跟腱之间的凹陷处。

❹ 解溪穴　在足背与小腿交界处的横纹中央凹陷处，当足拇长伸肌肌腱与趾长伸肌肌腱之间。

健康贴士

　　平时多做些室外运动，如散步、跳舞、打羽毛球等；每天早晨用冷水洗脸、擦身；适量多摄入富含热量的食物，如狗肉、牛肉、羊肉等；多摄入富含铁质的食物，如动物肝脏、羊肉、鱼、鸡蛋、黑木耳、牛奶、豆类和绿叶蔬菜；多摄入海带、鱼虾、牡蛎等含碘丰富的食物，可提高御寒能力。

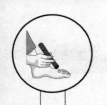

口中异味：灸上巨虚

病解 → 对症施灸 → 自我取穴 → 健康贴士

【病解】

这里说的口中异味，主要是指平时所说的口臭。大多属于胃经郁热所致。还有一种口中异味，是指口中感觉有异常味道，比如自觉口中发甜、发黏，或口中发酸、发苦等。虽然自觉有这些异常感觉，但是并没有口臭，也就是别人不会闻到你嘴里自觉的气味。这种情况一般属于脾虚或者肝胆热证。而灸上巨虚穴，主要是辅助治疗平时所说的口臭，也就是口中有异常气味。

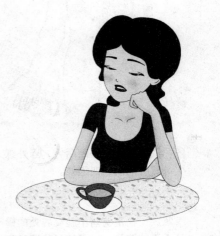

【对症施灸】

取穴：上巨虚。

灸法：悬灸或隔蒜灸，每次10~20分钟，每天1次，5~7天为1个疗程，间隔2天可行下一个疗程。若口中发甜、发黏，加灸脾俞、中脘穴，每次10分钟；若口中发苦或发酸，加灸阳陵泉、胆俞穴，每次10~15分钟。

【自我取穴】

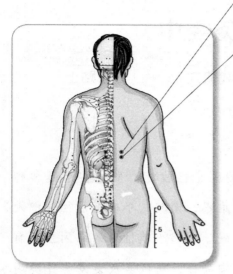

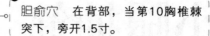

❶ 胆俞穴 在背部，当第10胸椎棘突下，旁开1.5寸。

❷ 脾俞穴 在背部，当第11胸椎棘突下，旁开1.5寸。

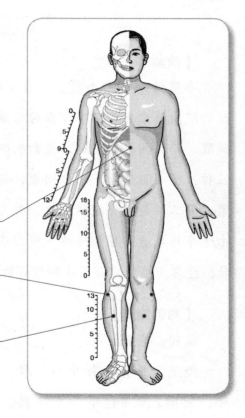

❸ 中脘穴 在上腹部，前正中线上，当脐上4寸。

❹ 阳陵泉 在小腿外侧，当腓骨小头前下方凹陷处。

❺ 上巨虚 在小腿前外侧，当犊鼻下6寸，距胫骨前缘一横指（中指）。

健康贴士

口中异味的治疗方法，要根据自身情况制订合理的计划。如果是身体内部原因（如鼻炎或糖尿病等疾病导致），可以通过一些药物来调节体内代谢功能和免疫力；如果只是口腔问题，只需治疗口腔疾病。另外，在生活上要注意饮食和口腔卫生。

第二节 灸调，除麻去痛

小腿抽筋：灸委中

病解 → 对症施灸 → 自我取穴 → 健康贴士

【病解】

　　小腿抽筋是指小腿肌肉自发的强直性收缩。发生在小腿和脚趾的肌肉痉挛最常见，发作时疼痛难忍，尤其是半夜抽筋往往把人痛醒，长时间不能止痛，且影响睡眠。引起小腿抽筋的原因主要有三种：第一种是由于素体阴虚，筋肉失养，所以会反复发生此类现象；第二种是由于突然用力，外力扭挫，造成脉络受伤；第三种是由于冷热刺激，导致脉络气机滞涩，血行不畅。若有小腿抽筋的症状，经常灸委中穴可以收到较好的治疗效果。

【对症施灸】

取穴：委中。

灸法：悬灸，每次10~20分钟，每天1次，5~7天为1个疗程，间隔2天可行下一个疗程。若长期小腿抽筋且伴有面色无华、便溏、舌淡、乏力等症状，可在委中的基础上加灸中脘、血海穴，每次10~20分钟，每天1次。治疗时以感觉温热为度，火力不可过强。

【自我取穴】

❶ 中脘穴　在上腹部，前正中线上，当脐中上4寸。

❷ 血海穴　屈膝，在大腿内侧，髌底内侧端上2寸，当股四头肌内侧头的隆起处。

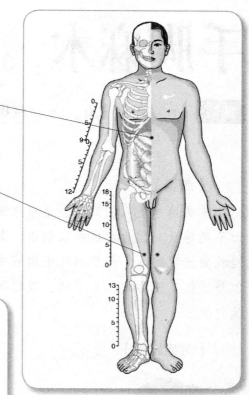

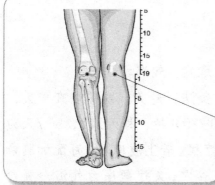

❸ 委中穴　在腘横纹中点，当股二头肌肌腱与半腱肌肌腱的中间。

健康贴士

（1）穿舒服的鞋子：平足和其他身体构造的问题使一些人特别容易发生腿抽筋。选择合适的鞋是补救方法之一。

（2）拉松被褥：很多人喜欢睡觉时把被子捂得紧紧的，但是在仰卧的时候，被子很容易压住足部，这样使腓肠肌和足底肌肉紧绷。紧绷的肌肉很容易发生痉挛。只要将被褥拉松一些就可以预防痉挛的发生。

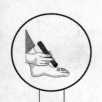

手脚麻木：灸气海

病解 → 对症施灸 → 自我取穴 → 健康贴士

【病解】

手脚麻木是人们日常生活中常常会出现的症状，此症状多由气血不足导致。因为血虚所以麻木，久坐久站或者睡觉时有轻微的压迫就会出现麻木。经常出现手脚麻木者，可灸气海穴来缓解病情。但是，仅灸气海穴远远不够，应根据麻木发生的部位不同，配加其他穴位。

【对症施灸】

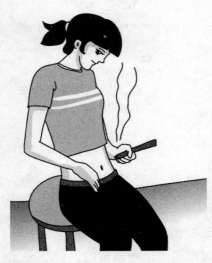

取穴：气海。

灸法：悬灸，或艾炷直接灸，灸10~20分钟，每天1次，5~7天为1个疗程。若上肢麻木，可配加膈俞和合谷穴，灸疗顺序为气海→膈俞→合谷；如果是双侧上肢麻木，两个合谷穴都要选用，悬灸，每次10~20分钟。若单侧下肢麻木，可配加膈俞和陷谷穴，灸疗顺序为气海→膈俞→陷谷；如果是双侧下肢麻木，两个陷谷穴都要选用，悬灸，每次灸10~20分钟。

【自我取穴】

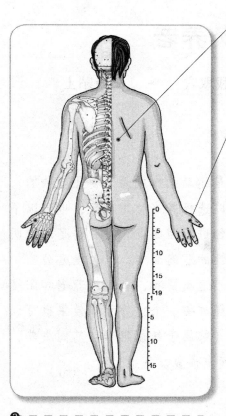

❶ 膈俞穴　在背部，当第 7 胸椎棘突下，旁开1.5寸。

❷ 合谷穴　在手背，第 1、第 2 掌骨间，当第 2 掌骨桡侧的中点处。可用一手的拇指第一关节横纹正对另一手虎口边，拇指屈曲按下，指尖所指处即是合谷穴。

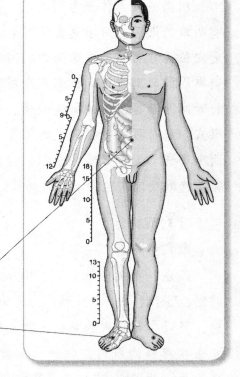

❸ 气海穴　在下腹部，前正中线上，当脐下1.5寸。

❹ 陷谷穴　在足背，当第2、第3跖骨结合部前方凹陷处。

健康贴士

　　本病也可以用活血药、维生素B$_1$、钙剂等进行调治。中医学认为血虚、血不养筋就会出现麻木，所以可以用些补血、活血的方剂或多吃些含有维生素B$_1$的食物。

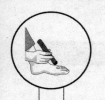
肌肉酸痛：灸养老

病解 → 对症施灸 → 自我取穴 → 健康贴士

【病解】

肌肉酸痛大体分为两类。一类是运动损伤或天气变化导致的，有明确的原因。对于这类情况，可以选择养老和阳陵泉，也可以不选穴位，只用艾条在疼痛的肌肉部位进行回旋灸。另一类是没有明确原因的肌肉酸痛，如老年人习惯性的肌肉酸痛，或久坐办公室、长时间开车等出现的肌肉酸痛。对于这类情况，也可用养老和阳陵泉穴。患者可以根据自己的需要选择其中一个，为加强效果也可以两个都选。无论是哪种原因，病机大都属于气血阻滞、筋肉失养，需要选取特定穴位调动经络功能，逐渐恢复其气血运行。

【对症施灸】

取穴：养老。

灸法：悬灸，每次10~20分钟，每天1次，5~7天为1个疗程，间隔2天可行下一个疗程。对于运动损伤或天气变化导致的肌肉酸痛，可以在养老穴的基础上加灸阳陵泉穴，也可以不选穴位，只用艾条在疼痛的肌肉部位进行回旋灸，利用温热作用和艾叶的温经通络作用进行治疗；对于没有明确原因的肌肉酸痛，可直接灸养老穴。

【自我取穴】

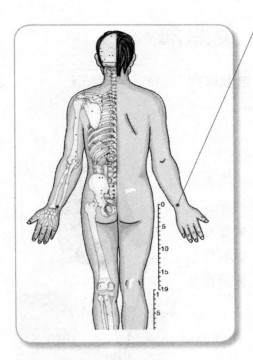

❶ 养老穴　在前臂背面尺侧，当尺骨小头近端桡侧凹缘中。

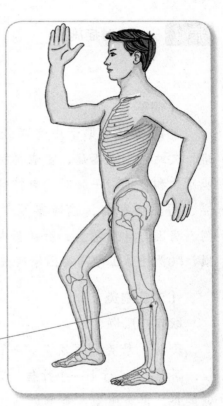

❷ 阳陵泉　在小腿外侧，当腓骨小头前下方凹陷处。

健康贴士

　　对局部肌肉酸痛可进行静力牵拉练习，保持伸展状态2分钟，然后休息1分钟，重复进行这种伸展牵拉练习有助于缓解肌肉痉挛。

　　口服维生素C有助于加速受损组织的修复和缓解酸痛。另外，经常参加运动的人比普通人更需要补充维生素，这是因为充足的维生素供应不仅能提高运动效果、预防运动性疾病，还能减轻肌肉酸痛。

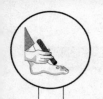

足跟疼痛：灸照海

病解 → 对症施灸 → 自我取穴 → 健康贴士

【病解】

足跟疼痛多见于中老年人。轻者走路、久站才出现疼痛；重者足跟肿胀，不能站立和行走，平卧时亦有持续酸胀或刺样、灼热样疼痛，痛时甚至牵扯小腿后侧。病因与骨质增生、跗骨窦内软组织劳损、跟骨静脉压增高等因素有关。

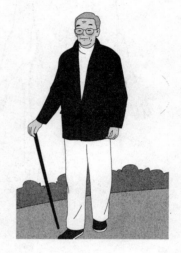

【对症施灸】

取穴：照海。

灸法：悬灸，每次灸10~15分钟，每天1次，5~7天为1个疗程，间隔2天可行下一个疗程。若配灸昆仑穴效果会更好。顺序为先灸昆仑，再灸照海，灸感以温热为度，一般需要集中治疗5~7个疗程。需要提醒的是，由于足跟疼痛病史较长，所以治疗起来应打持久战。

【自我取穴】

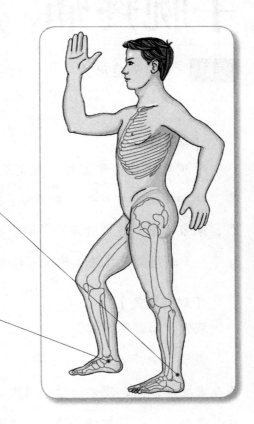

❶ 昆仑穴　在足部外踝后方，当外踝尖与跟腱之间的凹陷处。

❷ 照海穴　在足内侧，内踝尖下方凹陷处。

健康贴士

　　本病在治疗的同时，可配服补肾的药物，如六味地黄丸等。宜穿软底鞋或在患侧的鞋内放置海绵垫。局部每天可热敷或用温水浸足。

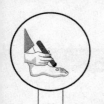

手腕疼痛：灸阿是

病解 → 对症施灸 → 自我取穴

【病解】

手腕疼痛在医学上称"腕道症候群"，临床表现为稍微的疼痛，并在转动时有声音，多因两手腕用力过度，或抱小孩儿和洗衣服、尿布等家务劳动较多而导致。治疗此病，医学上常用的方法是理疗，不过用艾灸疗法也能起到辅助治疗的效果。

【对症施灸】

取穴：局部阿是穴。

灸法：悬灸或旋灸，用中、小艾炷直接施灸，将艾炷置于手腕或者肘部痛点，患者有温热感时，用压舌板或者特制竹片将其压灭，在其上按一艾炷继续施灸。对某些病程长及症情顽固者，亦可在患者感到灼热后继续灸3~5秒钟。轻症也可以采用温和灸的方法施灸，每天1次。

【自我取穴】

取站姿或坐姿，抬起双手与肩高，用拇指指腹轻压痛区，继而找到痛点。

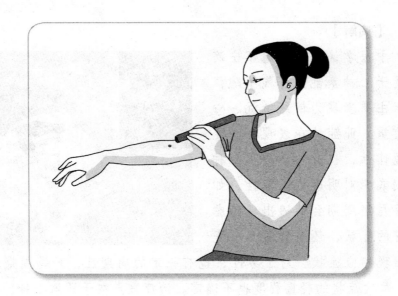

焦虑不宁：灸少海

病解　→　对症施灸　→　自我取穴　→　健康贴士

【病解】

中医学认为，焦虑不宁病机属于心神紊乱、肝气不疏，临床主要表现为情绪低沉、心事重重。此症外在表现有一定的规律性，也就是会呈现一种模糊或相对明确的周期性，如女性月经周期会伴随出现焦虑不安的症状，还有伴随季节变化出现相应症状。对于男性，也有一定的周期性，只是周期不明显，每次症状的轻重程度也不确定。治疗重点在于调治心神，不必急于为自己补虚或泻实。

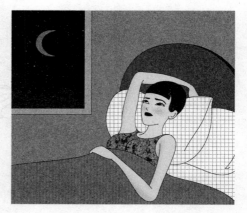

【对症施灸】

取穴：少海。

灸法：悬灸，灸少海10~20分钟，每天2次，间隔3~4小时，3~5天为1个疗程。若配灸极泉穴5~10分钟，效果会更好。注意，先灸少海，然后灸极泉，灸极泉穴应以温热为度，火力不要太大。

治疗时嘱患者将注意力集中于治疗穴位，仔细体会治疗过程中穴位出现的热感和经穴特有的酸胀感等。

【自我取穴】

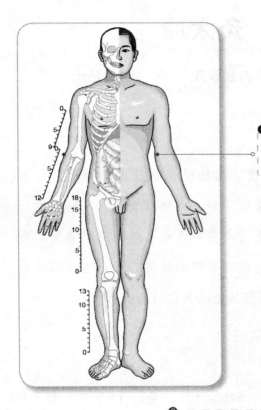

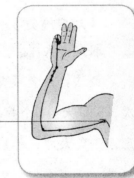

❶ 少海穴　屈肘，当肘横纹内侧端与肱骨内上髁连线的中点处。

❷ 极泉穴　在腋窝顶点，腋动脉搏动处。

健康贴士

　　平时注意休息，不要思考太多事情，每天最好能抽出时间出去散散步，不要长时间久坐。饮食上注意清淡，少吃盐，经常食用大豆制品和含钙丰富的食品。

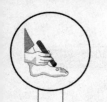

急躁易怒：灸太冲

病解 ➡ 对症施灸 ➡ 自我取穴 ➡ 健康贴士

【病解】

急躁易怒，多由于忧思过度、心阴受损、肝火旺所致，主要表现为精神恍惚、心中烦乱、睡眠不安、常悲伤欲哭、不能自主，甚则言行失常、呵欠频作等。无论是何种原因引起的急躁易怒，灸太冲穴都有较好的疗效，可起到疏肝解郁的作用。如女性经前爱发怒、心烦者，也可以配合养血调经功能的穴位进行灸疗。

【对症施灸】

取穴：太冲。

灸法：悬灸或艾炷直接灸，每次3~5壮，灸5~15分钟，每天1次，5~7天为1个疗程。若配灸行间穴5~10分钟，效果会更好。注意，先灸太冲，然后灸行间。若女性有经前或经后易怒者，可配加归来、三阴交穴。先灸太冲穴，然后用悬灸或艾炷直接灸归来和三阴交穴，每次灸10~20分钟。治疗时嘱患者将注意力集中于治疗穴位，仔细体会治疗过程中穴位出现的热感和经穴特有的酸胀感等。另外，由于太冲、行间两穴都位于足趾，相邻又近，所以艾灸时一定要防止烫到皮肤。

【自我取穴】

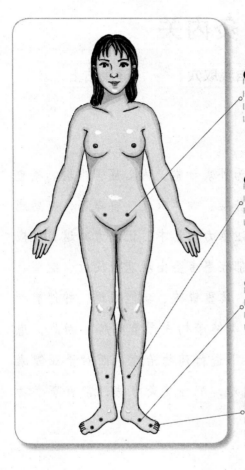

❶ 归来穴　在下腹部，当脐下 4 寸，
距前正中线 2 寸。

❷ 三阴交　在小腿内侧，当足内踝尖
上3寸，胫骨内侧缘后方。

❸ 太冲穴　在足背侧，当第1跖骨间隙
的后方凹陷处。

❹ 行间穴　在足背侧，当第1、第2趾
间，趾蹼缘的后方赤白肉际处。

健康贴士

　　平时多听点轻音乐，练练瑜伽，打打太极拳，这些都可以缓解
易怒的症状。另外，饮食上多吃一些滋阴养心的食物，如大枣、松子
仁、酸枣仁、莲子、百合，这些食物都可还你平和的心态。

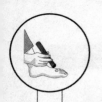

抑郁消沉：灸内关

病解 ➡ 对症施灸 ➡ 自我取穴 ➡ 健康贴士

【病解】

抑郁消沉，轻型的患者表现为外表如常，内心痛苦难堪。稍重的患者则表现为情绪低落、愁眉苦脸、唉声叹气、自卑等，有些患者常常伴有神经官能症症状，如注意力不集中、记忆力减退、反应迟缓和失眠多梦等症状。重型抑郁症患者会出现悲观厌世、绝望、自责自罪、幻觉妄想、食欲不振、体重锐减、功能减退，并伴有严重的自杀倾向和自杀行为，对人类健康构成严重威胁。因此，患有抑郁消沉者应及时在医生指导下进行药物治疗。而对于亚健康状态的抑郁消沉，除了心理调节外，配合艾灸疗法，常有事半功倍之效。

【对症施灸】

取穴：内关。

灸法：悬灸，灸内关穴每次10~20分钟，每天1次，5~7天为1个疗程，间隔2天可行下一个疗程。若有急躁、容易情绪化者可增加期门穴。

【自我取穴】

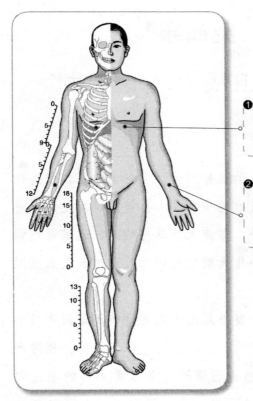

❶ 期门穴　在胸部，当第6肋间隙，前正中线旁开4寸。

❷ 内关穴　在前臂掌侧，当曲泽与大陵的连线上，腕横纹上3寸，掌长肌肌腱与桡侧腕屈肌肌腱之间。

健康贴士

　　自我调养、生活规律对尽早康复很重要。尽量按时吃饭，起居有规律，每天安排一定强度的体育锻炼，参加体育锻炼可以改善人的精神状态，提高自主神经系统的功能，有益于人的健康。

　　饮食上多吃些富含B族维生素和氨基酸的食物，如谷类、鱼类、绿色蔬菜、蛋类等，对于摆脱抑郁症也大有裨益。同时忌烟、酒、茶、辣等刺激性食物。

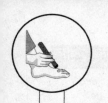

怒气难制：灸曲泉

病解 ➡ 对症施灸 ➡ 自我取穴 ➡ 健康贴士

【病解】

怒气难制，通常被认为是人的性格所致。实际上这不仅仅是性格问题，其中多数还与身体的气血输布相关。也就是说，是气血逆乱加重了火暴性格的发作。另外，即使天性易怒的人，通常通过调理气血，也可以缓和性情，就像先天禀赋虚弱的人通过养气血可以强筋壮骨一样。

中医学认为，怒伤肝，不论发怒是出于先天性格还是因为其他原因，发怒对身体伤害都是一样的。所以，为了保养身体，预防严重疾病，应当对怒气难制的状态进行调理。曲泉是止怒的基础穴位，但在具体治疗中光灸曲泉还不够，应当根据不同病机配伍其他穴位。

【对症施灸】

取穴：曲泉。

灸法：悬灸（重灸），每次10~20分钟，隔日1次，10次为1个疗程，每月不超过1个疗程。若配灸太溪、三阴交穴，制怒效果会更明显。方法是先灸曲泉，再灸太溪，最后灸三阴交，每次10~20分钟。

【自我取穴】

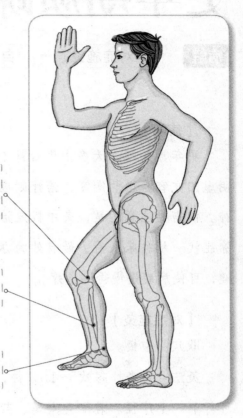

❶ 曲泉穴　在膝内侧，屈膝，当膝关节内侧端，股骨内侧髁的后缘，半腱肌、半膜肌止端的前缘凹陷处。

❷ 三阴交　在小腿内侧，当足内踝尖上3寸，胫骨内侧缘后方。

❸ 太溪穴　在足内侧，内踝后方，当内踝尖与跟腱之间的凹陷处。

健康贴士

　　当怒气上来的时候，不妨迅速离开令人发怒的场合，选择一个自己喜欢的地方，换一个环境，换一种心情，欣赏一下花香鸟语，听一段美妙的音乐，这会使自己逐渐安静下来。自我按摩肩部或太阳穴10秒钟左右，也有助于减轻怒气。

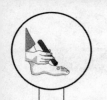

更年期烦躁：灸中极

病解 → 对症施灸 → 自我取穴 → 健康贴士

【病解】

更年期烦躁，大多由于心肾不交、气机逆乱所致，心神不定，阴虚阳亢容易燥热潮寒，治疗则应调任脉、滋肾阴、定意志、养心神。但需要注意的是，灸中极穴治疗虽可缓解病症，但无法彻底根除症状。从临床来看，最有效的办法是进行一些日常护理和饮食保健，可使病症慢慢得到治疗。

【对症施灸】

取穴：中极。

灸法：悬灸，每次5~10分钟，每天1次，5天为1个疗程，隔周可行下一个疗程。若配灸太溪、劳宫、心俞穴，治疗效果更明显。灸疗的顺序是中极→太溪→劳宫→心俞。中极穴灸的时间可稍微长一点，10~13分钟，其他穴位灸5~10分钟，灸时以温热为度，火力不可过强。

【自我取穴】

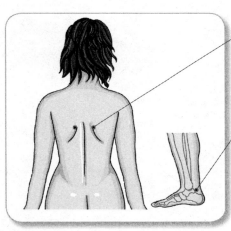

❶ 心俞穴 在背部，当第5胸椎棘突下，旁开1.5寸。

❷ 太溪穴 在足内侧，内踝后方，当内踝尖与跟腱之间的凹陷处。

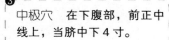

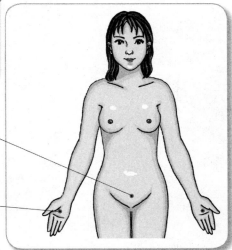

❸ 中极穴 在下腹部，前正中线上，当脐中下4寸。

❹ 劳宫穴 在手掌心，当第2、第3掌骨之间，偏于第3掌骨，握拳屈指时中指指尖所在处。

 健康贴士

（1）心理调护：自己要坦然面对，既然更年期是一个正常的生理过程，就不要有任何恐惧与忧虑。以乐观积极的态度面对，有利于预防更年期烦躁的发生。

（2）定期体检：为预防更年期烦躁及其并发症，应定期到医院做健康检查，包括妇科检查、防癌检查等，做到心中有数，发现疾病及早治疗。

（3）适当锻炼：运动能调节和改善大脑的兴奋与抑制过程，调节大脑功能，改善情绪，使自主神经的调节功能增强，促使自主神经功能紊乱的恢复。同时也要保证充足的睡眠，避免疲劳。